REEMU BANSAL
SAHITYA MALIK
ABHISHEK K. ADITYA

ACIDENTE VASCULAR CEREBRAL UMA CONDIÇÃO DE EMERGÊNCIA DE DENTRO PARA FORA

REEMU BANSAL
SAHITYA MALIK
ABHISHEK K. ADITYA

ACIDENTE VASCULAR CEREBRAL UMA CONDIÇÃO DE EMERGÊNCIA DE DENTRO PARA FORA

Uma breve descrição da emergência do AVC na Índia

ScienciaScripts

Imprint

Cover image: www.ingimage.com

This book is a translation from the original published under ISBN 978-620-8-22572-8.

Publisher:
Sciencia Scripts
is a trademark of
Dodo Books Indian Ocean Ltd. and OmniScriptum S.R.L publishing group

120 High Road, East Finchley, London, N2 9ED, United Kingdom
Str. Armeneasca 28/1, office 1, Chisinau MD-2012, Republic of Moldova, Europe
Printed at: see last page
ISBN: 978-620-8-20395-5

PREFÁCIO

Este livro fornece pormenores abrangentes sobre o AVC, uma doença de emergência, discutindo a sua introdução, etiologia, patologia, factores de risco, opções de tratamento e os desafios enfrentados pelos indianos, que anteriormente eram sobretudo uma população idosa, mas que agora são também uma população mais jovem.

PARA FACILITAR A COMPREENSÃO

1- A linguagem é tão simples quanto possível.

2- Foram utilizadas várias figuras e quadros para explicar.

3- Simultaneamente, foram listadas referências.

4- Todos os passos são simples e fáceis de compreender, para evitar qualquer confusão, apenas são acrescentadas as estruturas relevantes.

5- O capítulo foi organizado de modo a que todas as estruturas referentes a uma determinada fase que tenham

já foram introduzidas de forma adequada.

As sugestões contribuíram grandemente para a exatidão e utilidade deste livro. No entanto, o âmbito

para melhorias adicionais, e o autor gostaria de receber sugestões para o efeito, tanto de

professor e aluno.

De

DR. REEMU BANSAL

(Médico residente júnior no Marengo Asia Hospital, Faridabad, Haryana [Índia])

DR. SAHITYA MALIK

(Residente júnior no Hospital Dr. Hedgewar Arogya Sansthan, Índia)

DR. ABHISHEK K. ADITYA

(Professor assistente no Departamento de Medicina Interna, KD medical college hospital & research center, Mathura, Uttar Pradesh, [Índia])

Conteúdo

CAPÍTULO - 1

INTRODUÇÃO

O AVC é uma doença prevalente, que afecta um em cada quatro indivíduos durante a sua vida. É a segunda principal causa de mortalidade e a terceira principal causa de incapacidade entre os adultos a nível mundial.[1] Outro estudo concluiu que se deve a uma alteração súbita na forma como o sangue é fornecido ao cérebro, geralmente causada por uma artéria bloqueada [AVC isquémico (AVI)] ou pela rutura de um vaso sanguíneo (AVC hemorrágico).[2] Aproximadamente 700.000 pessoas sofrem um AVC novo ou recorrente nos Estados Unidos todos os anos, matando mais de 150.000 e deixando muitas outras pessoas permanentemente incapacitadas (American Heart Association).[3] Statistics Committee and Stroke Statistics Subcommittee Writing Group, 2009).[3] A taxa global de mortalidade aos 30 dias é de cerca de 8-12% para o AVC isquémico e de 37-38% para o AVC hemorrágico.[4] Sendo um dos principais contribuintes para a escalada contínua dos custos dos cuidados de saúde, os custos diretos e indirectos estimados do AVC nos Estados Unidos foram de 57,9 mil milhões de dólares em 2006. [5]

Um estudo revelou que existe uma quantidade limitada de dados documentados que abrangem os arredores de Mumbai, Trivandrum, Ludhiana, Calcutá, os estados de Punjab e 12 aldeias em Bengala Ocidental.[6] Descobriu-se que as taxas de incidência ajustadas à idade variavam entre 92,29 e 209 por 100 000 pessoas, enquanto as taxas de incidência brutas variavam entre 108 e 172 por 100 000 pessoas.[7-9] Ambas as taxas eram semelhantes às anteriormente registadas.[9] Verificaram-se disparidades substanciais na prevalência bruta de AVC, que variou entre 26 e 757/100.000, o que foi comparável, mas superior, ao que foi registado numa investigação sistemática anterior.[10,11] A taxa de mortalidade para um único mês era de 18% a 42% mais elevada do que a observada nos países industrializados,[12,13] e não só era duas vezes mais elevada nos homens do que nas mulheres. Em geral, as taxas de incidência desagregadas por sexo eram apenas marginalmente mais elevadas para os homens (100-170/100.000) do que para as mulheres (102-173/100.000).[11,8] Quando comparadas com os homens, as taxas de mortalidade precoce de mulheres em todo o mundo são muito mais elevadas.[14,11]

Os três estudos comunitários porta-a-porta foram realizados no estado de Bengala Ocidental, que registou taxas de prevalência bruta mais elevadas (472, 618 e 757) do que os estudos de registo de AVC de base populacional.[5,6] O Million Death Study realizado pelos investigadores descobriu que os estados do Nordeste da Índia, que incluem Bengala Ocidental, eram responsáveis por um terço das mortes prematuras por AVC ocorridas na Índia.[15] Algumas das possíveis explicações para este fenómeno, de acordo com um estudo, incluem variáveis dietéticas, tais como uma maior ingestão de sal, bem como variações étnicas nos estados da região nordeste da Índia, onde a população tem taxas mais elevadas de hipertensão (HYT).[16-18] É difícil estabelecer comparações com outras regiões devido à falta de dados e a variações nos desenhos das investigações. Os estudos também demonstraram que, apesar de esta região apresentar taxas de incidência, prevalência e morte prematura por AVC mais elevadas, é difícil estabelecer comparações com outras regiões.[19,20,11,12]

Um número relativamente pequeno de pessoas que sofreram um AVC mas não foram ao hospital foi detectado pelos estudos de registo de base populacional que foram tidos em consideração para este estudo.[10-21] No entanto, os relatórios da Índia sugerem que um número significativo de pessoas que sofreram um AVC não procuram os serviços hospitalares por uma série de razões. Estas razões incluem a falta de conhecimento sobre os sintomas de um AVC ou o facto de um AVC ser considerado uma emergência, as grandes distâncias que têm de ser percorridas entre as suas casas e o hospital, a ausência de pessoal de ambulância e de transporte, a disponibilidade de terapias alternativas disponíveis fora dos hospitais que as pessoas podem considerar eficazes após um AVC e recursos financeiros limitados para cobrir os custos dos cuidados.[22-24] Também estava disponível uma quantidade limitada de informação sobre as taxas de hospitalização.

CAPÍTULO -2

TERMINOLOGIA

EI - Acidente Vascular Cerebral Isquémico

HYT - Hipertensão

AIS - Acidente Vascular Cerebral Isquémico Agudo

CAPÍTULO- 3

REVISÃO DA LITERATURA

1. **Banerjee TK, Mukherjee CS, Sarkhel A.(2001)**[28] realizou um estudo de caso-controlo para determinar a prevalência, a incidência e a natureza do AVC numa parte da comunidade urbana de Calcutá e também para avaliar a influência dos factores de risco comuns na ocorrência de AVC. Foi estudada uma população total de 50 291 pessoas. A taxa de prevalência bruta de AVC foi de 147/100 000 (prevalência ajustada à idade 334/100 000). A taxa de incidência anual de AVC para o ano de 1998-1999 foi de 36/100.000 (taxa de incidência anual ajustada à idade 105/100.000). Verificaram que as mulheres ultrapassavam os homens no que diz respeito à prevalência do AVC em todos os grupos etários, exceto no grupo etário dos 50 aos 69 anos. Concluíram que havia relativamente mais casos de hemorragia cerebral em comparação com os registados nos países ocidentais. Assim, a hipertensão é o fator de risco mais significativo para o AVC.

2. **Das SK, Banerjee TK, Biswas A, Roy T, Raut DK, Mukherjee CS et al., (2007)**[36] efectuou um estudo longitudinal descritivo de base populacional sobre o AVC para determinar os subtipos, a prevalência, a incidência e as taxas de mortalidade por AVC. O estudo inclui um inquérito porta-a-porta em duas fases de uma amostra estratificada selecionada aleatoriamente, realizado duas vezes por ano durante dois anos sucessivos, de março de 2003 a fevereiro de 2005. Concluíram que, da população rastreada de 52 377 (27 626 homens, 24 751 mulheres), a taxa de prevalência padronizada por idade do AVC para a população padrão mundial é de 545,10 (95% CI, 479,86 a 617,05) por 100 000 pessoas. A taxa de incidência média anual padronizada por idade para a população mundial padrão do primeiro AVC na vida é de 145,30 (95% CI, 120,39 a 174,74) por 100 000 pessoas por ano. As mulheres apresentaram taxas de incidência e de mortalidade mais elevadas. Apesar da divergência no estatuto socioeconómico entre os habitantes dos bairros de lata e os não habitantes, os parâmetros do AVC não foram significativamente diferentes. Concluíram que, neste estudo, a prevalência padronizada por idade e as taxas de incidência de AVC são semelhantes ou superiores às de muitas nações ocidentais e que as mulheres têm taxas de incidência e de mortalidade mais elevadas do que os homens.

3. **Mukhopadhyay A, Sundar U, Adwani S, Pandit D.(2012)**[29] efectuou uma investigação original para estudar a prevalência do acidente vascular cerebral (AVC) e do défice cognitivo pós-AVC em idosos com 60 anos ou mais. Os participantes foram selecionados através de uma amostragem aleatória sistemática de agregados familiares e entrevistados utilizando uma versão modificada do Protocolo da Organização Mundial de Saúde para o Rastreio de Doenças Neurológicas. O AVC foi confirmado através de exame clínico, revisão dos registos médicos e entrevistas com os prestadores de cuidados. O défice cognitivo foi avaliado utilizando a escala de Addenbrooke e o Mini Exame do Estado

Mental. Os participantes eram 730 homens e 996 mulheres. O AVC confirmado em 66 indivíduos produziu uma taxa de prevalência bruta de 3,82% (IC 95% 3,01 - 4,84); a prevalência padronizada para a população mundial da OMS foi de 4,87% (IC 95% 3,76 - 6,23). As taxas de prevalência aumentaram com a idade e foram mais elevadas nos homens do que nas mulheres. Dos 27 sobreviventes de AVC avaliados quanto à disfunção cognitiva, 18 (66,66%) tinham pontuações no MMSE inferiores a 24. Concluíram que a prevalência de AVC em habitantes de bairros degradados é comparável à de outros sectores da sociedade. As taxas de prevalência neste estudo são mais elevadas do que as taxas observadas em estudos indianos anteriores, possivelmente devido aos efeitos combinados do envelhecimento da população com o aumento da incidência de hipertensão e diabetes mellitus, que também afectam as funções cognitivas dos sobreviventes de AVC.

4. **Guo Y, Li P, Guo Q, Shang K, Yan D, Du S et al., (2013)**[56] fizeram uma revisão para resumir a fisiopatologia do AVC isquémico e alguns biomarcadores relacionados são examinados, tendo constatado que os processos fisiopatológicos que se seguem ao AVC isquémico agudo são extremamente complexos. A compreensão da fisiopatologia pode ajudar a melhorar as condições clínicas actuais do AVC, incluindo o diagnóstico, a avaliação, o prognóstico e a terapia. Entretanto, os biomarcadores que reflectem eventos relevantes na cascata isquémica seriam também de grande utilidade. Embora se tenha observado uma série de biomarcadores de AVC isquémico baseados no sangue, há muita dificuldade em traduzir com êxito este avanço para uma aplicação notável na prática clínica. Muitos deles estão relacionados com a fisiopatologia subjacente ao AVC isquémico. A patogénese do AVC é complexa, envolvendo múltiplos mecanismos, desta forma, a deteção do AVC através da utilização de marcadores pode exigir múltiplos marcadores para captar simultaneamente todos os processos subjacentes ao evento isquémico em curso [80]. É evidente que é necessário muito trabalho antes de os candidatos a biomarcadores promissores poderem ser introduzidos na prática clínica.

5. **Gibson LM, Whiteley W(2013)**[58] efectuaram uma revisão sistemática para determinar a proporção de doentes que tinham sofrido um AVC e compará-la com a dos doentes com suspeita de AVC, bem como a gama de diagnósticos diferenciais para a suspeita de AVC. Procuraram estudos prospectivos de suspeita de AVC em bases de dados electrónicas e nos nossos ficheiros pessoais. Realizámos uma meta-análise destes estudos, com o objetivo de determinar as proporções de doentes com AVC confirmado em diferentes contextos. Identificaram 29 estudos que envolviam 8.839 pacientes: 13 estudos foram realizados em serviços de urgência, cinco em unidades de AVC ou clínicas de ataque isquémico transitório (AIT), três em cuidados primários, três em serviços de ambulância e cinco não foram especificados. Cerca de três quartos (74% [intervalo de confiança (IC) de 95%: 66 a 83%]) dos doentes tinham um diagnóstico de AVC, embora houvesse uma heterogeneidade significativa nesta estimativa. Os cinco diagnósticos não relacionados com AVC mais frequentes foram convulsões, síncope, sépsis, enxaqueca e tumores cerebrais. Concluíram

que os doentes que não tinham tido um AVC representavam uma proporção significativa das pessoas encaminhadas para os serviços de AVC. A partir de agora, são necessários conhecimentos especializados sobre os diagnósticos diferenciais de AVC para gerir os doentes no ponto de encaminhamento.

6. **Banerjee TK, Das SK (2016)**[26] efectuaram uma revisão sistemática da investigação sobre o AVC na Índia há cerca de 50 anos. Descobriram que a incidência de AVC na Índia era muito mais elevada do que nos países industrializados ocidentais. A aterosclerose intracraniana de grandes vasos é a causa mais comum de AVC isquémico na Índia. Os factores de risco comuns, ou seja, a hipertensão, a diabetes, o tabagismo e a dislipidemia, são bastante prevalentes e inadequadamente controlados, principalmente devido a uma fraca sensibilização do público e a infra-estruturas inadequadas. Apenas um pequeno número de casos de AVC isquémico pode beneficiar de uma terapia trombolítica. Estão a ser avaliados os benefícios da terapia com células estaminais em casos de AVC já estabelecidos. Atualmente, a prevenção do AVC é a melhor opção, tendo em conta o cenário indiano, através do controlo e/ou da prevenção dos factores de risco de AVC. Os estudos de intervenção são uma necessidade importante para este cenário.

7. **Bustamante A, Garcia-Berrocoso T, Rodriguez N, Llombart V, Ribo M, Molina C et al., (2016)**[51] efectuaram uma revisão sobre a descrição das diferentes complicações pós-AVC que têm impacto nos resultados a curto e longo prazo em diferentes momentos da sua história natural e sobre a informação clínico-biológica que pode ser útil na sua previsão. Concluíram que, apesar dos últimos avanços na prevenção e nos cuidados cardiovasculares e de AVC, o AVC continua a ser uma das causas mais importantes de morte e incapacidade em todo o mundo e que as complicações pós-AVC representam uma oportunidade única para a modificação dos resultados. A sua previsão ou deteção precoce parece ser viável através da combinação de informações clínicas, de neuroimagiologia e biológicas em pontuações preditivas. No entanto, a atual informação biológica disponível é ainda insuficiente para ser implementada na clínica.

8. **Kamalakannan S, Gudlavalleti AS, Gudlavalleti VS, Goenka S, Kuper H.(2017)**[27] efectuou uma revisão sistemática para avaliar os estudos epidemiológicos sobre o AVC realizados na Índia para documentar a magnitude do AVC. Foram incluídos todos os estudos transversais de base populacional e estudos de coorte da Índia que comunicaram a taxa de incidência de AVC ou a incidência cumulativa de AVC e/ou a prevalência de AVC em participantes de qualquer grupo etário. Foram pesquisadas bases de dados electrónicas (Ovid, PubMed, Medline, Embase e IndMED) e foram incluídos estudos publicados entre 1960 e 2015. Foi identificado um total de 3079 títulos independentes para triagem, dos quais 10 estudos transversais de base populacional foram considerados elegíveis para inclusão. Verificaram que a incidência cumulativa de AVC variou entre 105 e 152/100 000 pessoas

por ano, e a prevalência bruta de AVC variou entre 44,29 e 559/100 000 pessoas em diferentes partes do país durante a última década. Estes valores eram mais elevados do que os dos países de elevado rendimento. Concluíram que a escassez de estudos epidemiológicos de boa qualidade sobre o AVC na Índia sublinha a necessidade de um esforço coordenado, tanto a nível estatal como nacional, para estudar o peso do AVC na Índia. O investimento futuro em estudos epidemiológicos de base populacional sobre o AVC conduziria a melhores medidas preventivas contra o AVC e a melhores medidas de reabilitação para as incapacidades relacionadas com o AVC no país.

9. **Peisker T, Koznar B, Stetkarova I, Widimsky P (2017)**[46] efectuou uma revisão sobre o diagnóstico precoce moderno e o tratamento da fase aguda do AVC agudo. Concluíram que a imagiologia cerebral, incluindo a angiografia cerebral não invasiva, tem um elevado potencial para estratificar prontamente os doentes com AVC agudo para uma terapia específica adicional. Ensaios publicados recentemente demonstraram um benefício clínico da trombectomia mecânica em relação à TIV em doentes com AVC isquémico agudo e oclusão de uma grande artéria intracerebral na circulação anterior. A organização dos cuidados de saúde em caso de AVC deve oferecer a opção de uma terapêutica de recanalização urgente e eficaz aos doentes em que esta esteja indicada em fase aguda.

10. **Alrabghi L, Alnemari R, Aloteebi R, Alshammari H, Ayyad M, Al Ibrahim M et al.,(2018)**[25] fizeram uma revisão sistemática sobre os tipos de AVC e a sua gestão. Aqui, foi utilizada uma pesquisa abrangente da MEDLINE, PubMed e EMBASE, de janeiro de 1982 a março de 2017, com os seguintes termos: AVC, acidentes vasculares cerebrais, AVC isquémico, AVC hemorrágico, tipos de AVC, gestão do AVC, reabilitação, prevenção do AVC. A parte mais crítica da abordagem de um doente com AVC é identificar o tipo de AVC, se hemorrágico ou isquémico, uma vez que cada tipo requer uma orientação de gestão diferente. Além disso, o tempo é a chave para preservar a função neuronal e evitar mais danos. Ao mesmo tempo, a população em geral deve ser informada sobre os métodos de prevenção do AVC através de mudanças positivas no estilo de vida.

11. **GG SK, Nagesh CP (2018)**[45] fizeram uma revisão sobre o AVC isquémico agudo. Eles descobriram que melhorias significativas foram feitas nos resultados clínicos após AIS com ELVO, em grande parte devido aos avanços nas técnicas endovasculares. Para além da radiologia endovascular, os intervencionistas devem ser competentes em aspectos de neurologia vascular, radiologia de diagnóstico de AVC e neurocirurgia cerebrovascular para tomarem a melhor decisão para o doente. Os progressos futuros dependem da evolução de dispositivos e técnicas aperfeiçoados, de uma equipa multidisciplinar harmoniosamente integrada, de sistemas de transporte melhorados e de uma maior sensibilização do público.

12. **Powers WJ, Rabinstein AA, Ackerson T, Adeoye OM, Bambakidis NC, Becker K et al., (2019)**[48] objetivo destas diretrizes era fornecer um conjunto abrangente e atualizado de recomendações num único documento para os clínicos que cuidam de doentes adultos com AVC isquémico arterial agudo. Aqui, os membros do grupo de redação foram nomeados pelo Comité de Supervisão de Declarações Científicas do Conselho de AVC da American Heart Association (AHA), representando várias áreas de especialização médica. Os membros não foram autorizados a participar em discussões ou a votar em tópicos relevantes para as suas relações com a indústria. Uma atualização das Diretrizes AIS de 2013 foi originalmente publicada em janeiro de 2018. Esta diretriz foi aprovada pelo Comité Consultivo e de Coordenação Científica da AHA e pelo Comité Executivo da AHA. Em abril de 2018, foi publicada online pela AHA uma revisão destas diretrizes, eliminando algumas recomendações. Foi pedido ao grupo de redação que analisasse o documento original e o revisse, se necessário. Em junho de 2018, o grupo de redação apresentou um documento com pequenas alterações e com a inclusão de importantes ensaios clínicos aleatorizados recentemente publicados com >100 participantes e resultados clínicos pelo menos 90 dias após o AIS. O documento foi enviado a 14 revisores. O grupo de redação avaliou os comentários dos revisores e reviu-os quando necessário. O atual documento final foi aprovado por todos os membros do grupo de redação, exceto quando as relações com a indústria impediram os membros de votar, e pelos órgãos diretivos da AHA. Estas diretrizes utilizam a Classe de Recomendações e o Nível de Evidência do American College of Cardiology/AHA 2015 e o novo formato das diretrizes da AHA. Estas diretrizes descrevem em pormenor os cuidados pré-hospitalares, a avaliação e o tratamento de urgência e emergência com terapias intravenosas e intra-arteriais e a gestão hospitalar, incluindo medidas de prevenção secundária que são adequadamente instituídas nas primeiras 2 semanas. As diretrizes apoiam o conceito global de sistemas de cuidados para o AVC, tanto no contexto pré-hospitalar como hospitalar. Concluíram que estas diretrizes fornecem recomendações gerais baseadas nas provas atualmente disponíveis para orientar os médicos que tratam de doentes adultos com AVC isquémico arterial agudo. Em muitos casos, no entanto, existem apenas dados limitados que demonstram a necessidade urgente de investigação contínua sobre o tratamento do AVC isquémico agudo.

13. **Srivastava MP, Bhatia R, Vishnu VY, Goyal M.(2020)**[42] realizou um artigo de revisão para avaliar o fluxo de trabalho essencial e a medida de desempenho para otimizar o tratamento do AVC isquémico agudo na Índia. Concluíram que é necessário desenvolver e implementar um plano nacional de combate ao AVC. Integrado neste plano está o aspeto singularmente importante de proporcionar o melhor tratamento a todos os doentes elegíveis para terapias de reperfusão. Outras iniciativas, como o envolvimento do pessoal de saúde do sector público, a preparação dos hospitais e os factores legislativos e económicos, continuam a ser fundamentais para o sucesso na melhoria do acesso a cuidados óptimos no domínio do AVC. Os diferentes aspectos dos sistemas de cuidados para o AVC terão de ser aperfeiçoados para o modelo de prestação de cuidados de saúde específico da Índia e

tornados suficientemente robustos para resistir às tempestades de resistência às mudanças. A implementação de estratégias para resolver este estrangulamento insere-se no âmbito da saúde pública e da educação, mas está sujeita a uma acentuada variabilidade local e regional. Com a sua grande diversidade, incluindo inúmeras variações étnicas, raciais e geográficas, a Índia coloca um desafio único. Mas é obrigatório ultrapassar este estrangulamento para se ter sucesso na obtenção de cuidados óptimos para o AVC.

14. **Kuriakose D, Xiao Z (2020)**[43] fizeram uma revisão para avaliar a fisiopatologia do AVC, os principais avanços na identificação de alvos terapêuticos e as tendências recentes na investigação sobre o AVC, tendo constatado que a prevalência do AVC é mais elevada nos países em desenvolvimento, sendo o AVC isquémico o tipo mais comum. Foram feitos progressos consideráveis na nossa compreensão da fisiopatologia do AVC e dos mecanismos subjacentes que conduzem ao insulto isquémico. A terapia do AVC centra-se principalmente no restabelecimento do fluxo sanguíneo para o cérebro e no tratamento dos danos neurológicos induzidos pelo AVC. A falta de sucesso em ensaios clínicos recentes levou a um aperfeiçoamento significativo dos modelos animais, à conceção de estudos orientados para objectivos específicos e à utilização de novas tecnologias na investigação do AVC. Simultaneamente, apesar dos progressos no tratamento do AVC, os cuidados pós-AVC exercem um impacto substancial nas famílias, no sistema de saúde e na economia. As melhorias nos cuidados pré-clínicos e clínicos são susceptíveis de apoiar o sucesso do tratamento, recuperação, reabilitação e prevenção do AVC.

15. **Phipps MS, Cronin CA (2020)**[44] realizaram um artigo de revisão sobre a gestão do AVC isquémico agudo. Descobriram que a gestão do AIS sofreu muitas alterações nos últimos anos, com mais doentes a receberem tratamento para minimizar a incapacidade a longo prazo. Um avanço crítico tem sido o estabelecimento de sistemas regionais organizados de cuidados de AVC que podem identificar rapidamente os doentes com AVC no terreno e utilizar o apoio à decisão para encaminhar os doentes para os centros apropriados que podem fornecer cuidados de ponta para a sua condição. Isto inclui a realização da avaliação clínica e imagiológica necessária e a interpretação desses resultados por clínicos com experiência na determinação da elegibilidade dos doentes para a administração rápida de terapêutica trombolítica intravenosa e trombectomia endovascular. Os dispositivos disponíveis para a trombectomia endovascular continuam a ser melhorados e o tratamento adequado dos doentes durante o procedimento e no período subagudo continua a ser aperfeiçoado. A apresentação de um acidente vascular cerebral agudo é também o momento de iniciar medidas agudas destinadas a prevenir outros acidentes vasculares cerebrais nesta população de alto risco. A aplicação adequada dos tratamentos disponíveis é crucial para otimizar os resultados dos doentes com AVC.

16. **Barthels D, Das H(2020)**[49] realizaram uma revisão da literatura que examina os factores de risco associados ao AVC isquémico, as alterações na morfologia e sinalização celular no cérebro após o AVC e as vantagens e desvantagens dos modelos de AVC isquémico in-vivo e in-vitro. Concluíram que o AVC isquémico é uma doença que causa uma morbilidade e mortalidade significativas em todo o mundo. Embora tenha havido vários avanços na modelação experimental e nos tratamentos prospectivos, a investigação tem deixado muito a desejar no que diz respeito à compreensão dos mecanismos e factores em jogo quando ocorre um AVC. Não se compreende inteiramente de que forma os vários factores inflamatórios afectam o cérebro durante e após a isquemia. Os modelos in vivo e in vitro, embora úteis para recapitular aspectos específicos das alterações patológicas relacionadas com o AVC, ficam aquém em muitos aspectos quando se tenta simular o cérebro humano durante um evento isquémico. Devido a esta discrepância entre os modelos e a realidade, as terapias para o AVC isquémico são extremamente difíceis de produzir, apesar das muitas estratégias disponíveis para abordar a questão. Embora haja sempre espaço para melhorias na investigação de doenças, isto é especialmente verdade para a investigação do AVC isquémico, e o desenvolvimento de novos modelos mais precisos e de terapias mais eficazes continua a apresentar inúmeros desafios.

17. **Méndez-Gallardo JJ, Méndez B, Cano-Nigenda V, Farington-Terrero EY, Manrique-Otero D, Castellanos-Pedroza E et al., (2020)**[53] fizeram um artigo de revisão sobre os princípios de cada uma das novas técnicas de neuroimagem para AIS, como essas novas técnicas podem ajudar na prática clínica, as diferentes opções de tratamento. Eles descobriram que a trombólise intravenosa continua a ser a pedra angular da terapia de reperfusão para AIS. Os LVOs devem ser rapidamente diagnosticados e podem ter um benefício ainda maior com uma terapia combinada (rtPA + MT). Os neurologistas têm um papel fundamental na suspeita de OVL e na confirmação dessa suspeita através de neuroimagem avançada; se for confirmada a OVL proximal e o doente estiver dentro da janela terapêutica do rtPA, a infusão deve ser iniciada o mais rapidamente possível, alertando simultaneamente a equipa responsável pela MT. A principal função do neurologista no contexto da EIA é não atrasar o rtPA e reconhecer atempadamente a OVL, de modo a oferecer a MT a todos os possíveis candidatos, para obter o máximo benefício possível. A implementação de algoritmos que actuem de acordo com a realidade de cada um dos nossos hospitais é fulcral para o correto diagnóstico e tratamento dos doentes com EIA causada ou não por OVL.

18. **Sirsat MS, Fermé E, Camara J.(2020)**[55] conduziu que o objetivo era classificar o estado da arte das técnicas de ML para derrame cerebral em 4 categorias com base em suas funcionalidades ou similaridade e, em seguida, revisar os estudos de cada categoria sistematicamente. Foi identificado um total de 39 estudos a partir dos resultados da base de dados científica da Web ScienceDirect sobre ML para o AVC cerebral entre 2007 e 2019. O Support Vetor Machine (SVM) é obtido como modelo ideal em 10 estudos para

problemas de AVC. Além disso, o número máximo de estudos é encontrado no diagnóstico de AVC, embora o número de estudos para o tratamento de AVC seja menor, o que identifica uma lacuna de investigação para uma investigação mais aprofundada. Do mesmo modo, as imagens de TAC são um conjunto de dados frequentemente utilizado no AVC. Por último, SVM e Random Forests são técnicas eficazes utilizadas em cada categoria. Concluíram que as abordagens de ML empregues em vários conjuntos de dados utilizados para resolver vários problemas de AVC para um melhor sistema de cuidados de saúde, bem como para uma investigação mais aprofundada. Acreditamos que isto permite uma melhor compreensão e uma visão valiosa da eficácia dos problemas de AVC baseados em ML para melhorar as práticas médicas.

19. **Mendelson SJ, Prabhakaran S.(2021)**[50] realizaram uma revisão sobre a gestão e o diagnóstico do AVC isquémico transitório e do AVC isquémico agudo. Concluíram que a disfunção neurológica súbita causada por isquemia cerebral focal com evidência imagiológica de enfarte agudo define o AVC isquémico agudo (AIS), enquanto um episódio isquémico com défices neurológicos mas sem enfarte agudo define o ataque isquémico transitório (AIT). Estima-se que 7,5% a 17,4% dos doentes com AIT terão um AVC nos 3 meses seguintes. Os doentes que se apresentam com AIS não incapacitante ou AIT de alto risco (definido como uma pontuação ≥4 no instrumento idade, pressão arterial, sintomas clínicos, duração, diabetes [ABCD2]; intervalo, 0-7 [7 indicando o pior risco de AVC]), que não têm estenose carotídea grave ou fibrilhação auricular, devem receber terapêutica antiplaquetária dupla com aspirina e clopidigrel nas 24 horas seguintes à apresentação. Posteriormente, a combinação de aspirina e clopidigrel durante 3 semanas, seguida de terapêutica antiplaquetária simples, reduz o risco de AVC de 7,8% para 5,2% (rácio de risco, 0,66 [IC 95%, 0,56-0,77]). Os doentes com estenose carotídea sintomática devem receber revascularização carotídea e terapêutica antiplaquetária única, e os doentes com fibrilhação auricular devem receber anticoagulação. Em doentes que apresentam AIS e défices incapacitantes que interferem com as actividades da vida diária, a alteplase intravenosa melhora a probabilidade de incapacidade mínima ou nula em 39% com ativador do plasminogénio tecidular recombinante intravenoso (IV rtPA) vs 26% com placebo (odds ratio [OR], 1.6 [IC 95%, 1,1-2,6]) quando administrado nas 3 horas seguintes à apresentação e em 35,3% com rtPA IV vs 30,1% com placebo (OR, 1,3 [IC 95%, 1,1-1,5]) quando administrado nas 3 a 4,5 horas seguintes à apresentação. Pacientes com AIS incapacitante devido a oclusões de grandes vasos na circulação anterior têm maior probabilidade de serem funcionalmente independentes quando tratados com trombectomia mecânica dentro de 6 horas da apresentação vs terapia médica isolada (46,0% vs 26,5%; OR, 2,49 [95% CI, 1.76-3,53]) ou quando tratadas no prazo de 6 a 24 horas após o início dos sintomas, se apresentarem um rácio elevado de tecido isquémico e infartado na ressonância magnética cerebral de difusão ou na tomografia computorizada de perfusão (pontuação 0-2 da Escala de Rankin modificada: 53% vs 18%; OR, 4,92.

20. **Ram CV, Kumar S, Renjen PN, Kumar GP, Swaminathan J, Reddy CR et al., (2021)**[41] fez um estudo observacional prospetivo para avaliar a gravidade e os factores de risco de AVC na Índia e identificar quaisquer novos factores de predisposição. 526 doentes com AVC, que se apresentaram nas primeiras 24 horas, para examinar os factores de risco de AVC isquémico e hemorrágico. A gravidade foi determinada com recurso à National Institutes of Health Stroke Scale (NIHSS). Verificaram que a predominância do sexo masculino era de (72,3%) 75% com >50 anos de idade, com um índice de massa corporal (IMC) médio de 25,8 4,3 kg/m2 e 14,6% de doentes obesos. A hipertensão arterial e a diabetes mellitus foram as comorbilidades mais comuns, seguidas de história de doença cardíaca isquémica e história familiar de AVC. 20,5% dos doentes tiveram AVC ligeiro, 57,4% moderado, 8,4% moderado-grave e 7,2% grave. Quanto aos diagnósticos de admissão, 56,8% foram isquémicos, 18,6% hemorrágicos, 1,1% tiveram um ataque isquémico transitório, 6,6% sofreram AVCs recorrentes e 17% outras formas. Concluíram que, na Índia, os principais factores de risco de AVC são a hipertensão e a diabetes, pelo que é necessário controlá-los e tratá-los como noutras populações de alto risco a nível mundial para a prevenção do AVC. As pontuações NIHSS realçam a relação entre os factores de risco e a gravidade do AVC.

21. **Alkhatib O, Alahmar A.(2021)**[54] efectuou uma revisão de artigos sobre a previsão do LOS utilizando a aprendizagem automática e abordagens estatísticas. Concluíram que o tempo de permanência no hospital (LOS) é uma das métricas de cuidados de saúde mais essenciais que reflecte a qualidade do serviço hospitalar e ajuda a melhorar a programação e a gestão do hospital. A previsão do LOS ajuda na gestão dos custos porque os doentes que permanecem nos hospitais fazem-no normalmente em unidades hospitalares onde os recursos são severamente limitados. A sua revisão da literatura considera estudos de investigação que se centram na previsão do tempo de internamento de doentes com AVC. Alguns dos estudos analisados revelaram que os autores chegaram a conclusões contraditórias. Por exemplo, a idade do doente foi considerada um importante fator de previsão do tempo de internamento dos doentes com AVC em alguns estudos, enquanto outros estudos concluíram que a idade não era um fator significativo. Por conseguinte, é necessária investigação adicional neste domínio para compreender melhor os factores de previsão do tempo de internamento dos doentes com AVC.

22. **Siow I, Lee KS, Zhang JJ, Saffari SE, Ng A, Young B.(2021)**[57] fez uma revisão sistemática para avaliar de forma mais abrangente a epidemiologia, o curso clínico e os resultados de pacientes que sofrem de AVC como uma complicação do COVID-19. Eles descobriram que, a revisão sistemática de todos os estudos publicados entre 1 de novembro de 2019 e 8 de julho de 2020 que relataram sobre pacientes que sofreram de AVC como uma complicação do COVID-19. Resultados: Foram selecionados 326 estudos e foram incluídos 30 estudos que relatavam resultados de 55 176 doentes, incluindo 899 com AVC. Verificou-se que a idade média dos doentes que sofreram um AVC como complicação da

COVID-19 era de 65,5 anos (variação: 40,476,4 anos). A incidência média de AVC como complicação da COVID-19 foi de 1,74% (IC 95%: 1,09% a 2,51%). A mortalidade média do AVC em doentes com COVID-19 foi de 31,76% (IC de 95%: 17,77% a 47,31%). Estes doentes também apresentavam parâmetros clínicos alterados, incluindo perfis de coagulação, testes de função hepática e hemogramas completos alterados. Concluíram que, embora o AVC seja uma complicação pouco frequente da COVID-19, quando presente, resulta frequentemente em morbilidade e mortalidade significativas. Nos doentes com COVID-19, o AVC foi associado à idade avançada, a comorbilidades e a doença grave.

23. **Jones SP, Baqai K, Clegg A, Georgiou R, Harris C, Holland EJ et al., (2022)**[6] realizou uma revisão sistemática para avaliar estudos prospectivos de alta qualidade que relatam a epidemiologia do AVC na Índia. Aqui, a estratégia de pesquisa foi modificada da estratégia de AVC da Cochrane e adaptada para uma série de bases de dados bibliográficas de janeiro de 1997 a agosto de 2020. De 7717 registos identificados, foram selecionados 9 estudos. Eles descobriram que, além disso, são necessárias evidências de alta qualidade em toda a Índia para orientar a política de AVC e informar o desenvolvimento e a organização dos serviços de AVC. Doravante, os investigadores devem considerar a abordagem faseada da OMS para o quadro de vigilância, incluindo a recolha de dados longitudinais, a inclusão de dados de recenseamento da população e uma combinação de estratégias de registo hospitalar e de apuramento abrangente da comunidade para garantir a identificação completa do AVC.

24. **Dhamija RK, Aggarwal A, Saluja A, Parihar J, Garg D(2022)**[30] efectuou um estudo in-vivo para avaliar as tendências temporais das alterações dos parâmetros clínico-epidemiológicos ao longo da última década. Foram recrutados prospectivamente 417 AVCs (isquémicos/hemorrágicos) em duas linhas temporais. No total, 267 AVCs foram recrutados em 2005, enquanto 150 AVCs foram recrutados em 2016-17. Os doentes foram submetidos a uma avaliação faseada através de um formulário estruturado. Foram analisados factores demográficos, subtipos de AVC e factores de risco. Eles descobriram que, os acidentes vasculares cerebrais femininos tiveram uma idade média mais alta em 2017 em comparação com 2005 (60,90 ± 16,9 vs. 53,21 ± 16,75 anos, P = 0,002). Os AVCs hemorrágicos entre as mulheres aumentaram na última década. Os acidentes vasculares cerebrais femininos com dislipidemia foram significativamente menores em 2017 em comparação com 2005 (P = 0,002). A proporção de AVCs hipertensos e diabéticos não foi significativamente diferente entre esses dois períodos. Concluíram que a idade média de início do AVC aumentou, enquanto a prevalência de dislipidemia diminuiu significativamente entre as mulheres indianas com AVC.

25. **Feigin VL, Brainin M, Norrving B, Martins S, Sacco RL, Hacke W et al., (2022)**[33] fez uma revisão e estimou que o custo global do AVC é superior a 721 mil milhões de dólares (0,66% do PIB global). De 1990 a 2019, a carga (em termos do número absoluto de casos)

aumentou substancialmente (70,0% de aumento nos AVCs incidentes, 43,0% de mortes por AVC, 102,0% de AVCs prevalentes e 143,0% de DALYs), com a maior parte da carga global de AVC (86,0% de mortes e 89,0% de DALYs) residindo em países de baixa renda e de renda média baixa (LMIC). Esta Ficha Informativa Global sobre o AVC de 2022 da Organização Mundial do AVC (WSO) fornece as informações mais actualizadas que podem ser utilizadas para informar a comunicação com todas as partes interessadas internas e externas; todas as estatísticas foram revistas e aprovadas para utilização pela Comissão Executiva da WSO, bem como pelos líderes do grupo de investigação da Carga Global da Doença.

26. **Potla N, Ganti L. (2022)**[59] fez uma revisão sistemática para comparar a eficácia de tenecteplase vs. alteplase em relação a três resultados, ou seja, taxa de hemorragia sintomática, resultado funcional em 90 dias e grau de reperfusão após trombectomia para comparar a eficácia de ambos os trombolíticos em AIS. A pesquisa foi realizada em agosto de 2021 no PubMed, filtrada para ensaios clínicos randomizados e estudos em inglês. O principal termo de pesquisa foi "tenecteplase para AVC agudo". Eles descobriram que, um total de 6 ensaios clínicos randomizados incluindo 1675 pacientes com AIS foi incluído. Nenhum estudo comparou o alteplase com o tenecteplase em relação aos três resultados após AVC isquémico agudo; no entanto, ao utilizar uma combinação dos resultados, esta revisão sistemática resume se o tenecteplase supera o alteplase. Concluíram que o tenecteplase parece ser um melhor agente trombolítico para o AVC isquémico agudo quando comparado com o alteplase.

27. **Tsao CW, Aday AW, Almarzooq ZI, Anderson CA, Arora P, Avery CL et al., (2023)**[60] realizou uma revisão sistemática para avaliar a Atualização Estatística dos dados mais recentes sobre uma série de condições clínicas importantes de doenças cardíacas e circulatórias (incluindo acidente vascular cerebral, doença cardíaca congénita, distúrbios do ritmo, aterosclerose subclínica, doença cardíaca coronária, insuficiência cardíaca, doença valvular, doença venosa e doença arterial periférica) e os resultados associados (incluindo qualidade dos cuidados, procedimentos e custos económicos). Aqui, a American Heart Association, através do seu Comité de Estatísticas de Epidemiologia e Prevenção, monitoriza e avalia continuamente as fontes de dados sobre doenças cardíacas e AVC nos Estados Unidos para fornecer as informações mais actuais disponíveis na Atualização Estatística anual com revisão da literatura publicada até ao ano anterior à escrita. A Atualização Estatística de 2023 é o produto de um ano inteiro de esforços em 2022 por parte de clínicos e cientistas voluntários dedicados, profissionais governamentais empenhados e membros da equipa da American Heart Association. A American Heart Association se esforça para entender melhor e ajudar a curar os problemas de saúde infligidos pelo racismo estrutural, uma crise de saúde pública que pode prejudicar significativamente a saúde física e mental e perpetuar as disparidades no acesso a cuidados de saúde, educação, renda, moradia e vários outros fatores vitais para uma vida saudável. A edição deste ano inclui

publicações adicionais sobre a COVID-19 (doença do coronavírus 2019), bem como dados sobre a monitorização e os benefícios da saúde cardiovascular na população, com um enfoque reforçado na equidade na saúde em vários domínios-chave. Constataram que a atualização estatística se centra num tópico diferente relacionado com as estatísticas das doenças cardíacas e dos acidentes vasculares cerebrais. Concluíram que a atualização representa um recurso crítico para o público leigo, decisores políticos, profissionais dos meios de comunicação social, clínicos, administradores de cuidados de saúde, investigadores, defensores da saúde e outros que procuram os melhores dados disponíveis sobre estes factores e condições.

28. **Pandita R, Patel R.(2023)**[37] efectuaram uma revisão sobre doentes pós-AVC. Verificaram que 85,5% do total de mortes por AVC são registadas em países de baixo e médio rendimento, em comparação com países de elevado rendimento. Além disso, a prevalência de anos de vida ajustados por incapacidade (DALY) nos países de baixo rendimento é muito elevada. O principal desafio é a vastidão da Índia e a sua enorme dimensão populacional, o que torna quase impossível chegar aos doentes que se encontram longe. A qualidade de vida (QdV) dos sobreviventes de AVC é um fator importante para prever o peso da doença e determinar a eficácia do tratamento. Muitos estudos de investigação fornecem uma visão geral das estimativas globais da QdV e contribuem para a investigação sobre a QdV após o AVC na Índia. Devido às fracas instalações de reabilitação pós-AVC na Índia, os doentes de AVC não recebem os cuidados pós-AVC que deveriam receber. A lacuna não está apenas no sistema de gestão dos cuidados aos doentes, mas também nas políticas definidas pelo governo. As lacunas não colmatadas na reabilitação pós-AVC e nos cuidados aos doentes continuam a ser um grande revés na gestão dos cuidados aos doentes, o que tem impacto nos resultados clínicos em geral. Estes desafios são as razões para o aumento do peso da doença na sociedade e para a deterioração do estatuto socioeconómico do país em geral. As autoridades governamentais devem definir uma política que ajude o doente a procurar o tratamento correto e atempado para o AVC e que ajude os doentes pós-AVC a viver uma boa qualidade de vida.

29. **Kalita J, Bharadwaz MP, Aditi A.(2023)**[38] realizou um estudo longitudinal sobre o envelhecimento para investigar a prevalência e os factores associados ao AVC na população idosa em sete estados do nordeste da Índia e as suas consequências económicas. Foram utilizados dados da fase inicial de (2017-2018) e foram feitas análises bivariadas e multivariadas. Verificaram que a prevalência de AVC (1,53%) era notável em ambos os géneros, com aproximadamente 1% nas mulheres e 2,3% nos homens. Indivíduos com baixa atividade física, estatuto socioeconómico mais elevado e desemprego enfrentaram um maior risco de AVC. As mulheres apresentaram uma probabilidade 60% menor [AOR 0,40; (IC 0,250-0,627)] de AVC em comparação com os homens e a hipertensão foi um fator de risco significativo. Os doentes com AVC incorrem em encargos financeiros até INR 50 000, com uma proporção considerável de incapacidade de compreensão e de fala. O encargo

económico da hospitalização relacionada com o AVC foi significativamente elevado, sublinhando a necessidade de um seguro de saúde financiado pelo governo que cubra os medicamentos relacionados com o AVC e reduza as despesas diretas dos doentes que procuram tratamento nas unidades de saúde. Concluíram que, para enfrentar de forma abrangente este desafio de saúde pública, é urgente criar melhores esquemas para lidar com a ameaça crescente de AVC nas regiões do nordeste da Índia.

30. **Sharma P. (2023)**[39] fez uma revisão do modelo de cuidados de saúde que propôs para fornecer terapias de AVC agudo a doentes no centro da Índia para minimizar a grande discrepância de oferta que enfrentamos na prestação de cuidados adequados aos nossos doentes. Concluíram que existe uma necessidade urgente de desenvolver um programa nacional e de afetar recursos para melhorar os cuidados de saúde no domínio do AVC na Índia. A gestão do AVC requer uma abordagem multidisciplinar e uma colaboração estreita não só entre médicos de diferentes especialidades, mas também entre o pessoal paramédico e os serviços de transporte de doentes.

31. **Widimsky P, Snyder K, Sulzenko J, Hopkins LN, Stetkarova I.(2023)**[47] realizaram uma revisão sobre os recentes avanços no AVC isquémico agudo. Constataram que o diagnóstico e o tratamento do AVC isquémico agudo mudaram drasticamente nos últimos 5-7 anos. Há uma possibilidade razoável de os doentes com AVC isquémico agudo moderado a grave sobreviverem sem sequelas permanentes quando a OVL é removida através de uma abordagem farmacomecânica moderna. A trombectomia por cateter é atualmente o padrão de ouro no tratamento do AVC agudo. A sua disponibilidade é limitada pela falta de neurorradiologistas treinados em alguns países e regiões. O papel dos cardiologistas no AVC está a expandir-se da ajuda ao diagnóstico (para revelar a causa do AVC) para a terapêutica aguda nas regiões onde ainda não está disponível um tratamento de classe IA atualizado.

32. **Burton B, Isaacs M, Brogan E, Shrubsole K, Kilkenny MF, Power E et al (2023)**[61] realizaram uma revisão sistemática para identificar e avaliar recomendações de diretrizes de AVC de alta qualidade que podem informar a gestão da afasia. Eles realizaram uma revisão sistemática atualizada de acordo com as diretrizes PRISMA para identificar diretrizes clínicas de alta qualidade publicadas entre janeiro de 2015 e outubro de 2022. As pesquisas primárias foram realizadas usando bancos de dados eletrônicos: PubMed, EMBASE, CINAHL e Web of Science. Foram realizadas pesquisas na literatura cinzenta utilizando o Google Scholar, bases de dados de diretrizes e websites sobre AVC. As diretrizes de prática clínica foram avaliadas utilizando a ferramenta Appraisal of Guidelines and Research and Evaluation (AGREE II). As recomendações foram extraídas de diretrizes de alta qualidade (pontuação>66,7% no Domínio 3: "Rigor do Desenvolvimento"), classificadas como específicas ou relacionadas com a afasia e categorizadas em áreas de

prática clínica. As classificações das evidências e as citações das fontes foram avaliadas, e as recomendações semelhantes foram agrupadas. Descobriram que foram identificadas vinte e três diretrizes de prática clínica sobre AVC e que 9 (39%) cumpriam os nossos critérios de rigor de desenvolvimento. A partir destas diretrizes, foram extraídas 82 recomendações para a gestão da afasia: 31 eram específicas para a afasia, 51 relacionadas com a afasia, 67 baseadas em provas e 15 baseadas em consensos. Concluíram que mais de metade das diretrizes de prática clínica sobre AVC identificadas não satisfaziam os nossos critérios de desenvolvimento rigoroso. Identificámos 9 diretrizes de alta qualidade e 82 recomendações para informar a gestão da afasia. A maioria das recomendações estava relacionada com a afasia; foram identificadas lacunas de recomendações específicas para a afasia em três áreas de prática clínica: "acesso a apoios comunitários", "regresso ao trabalho, lazer, condução" e "prática interprofissional".

33. **Joseph J, Varkey BP, Varghese A, Mathews E, Dhandapani M, Sharma SK et al., (2024)**[31] realizaram uma revisão sistemática e meta-análise para fornecer uma estimativa conjunta da epidemiologia do AVC baseada na idade, género e região na Índia, com base nos grupos de nível de transição epidemiológica (ETL) descritos no Estudo de Carga Global de Doença (GBD) (2016). Eles pesquisaram no PubMed e no Google Scholar, e estudos relevantes publicados até fevereiro de 2022, estudos observacionais conduzidos no cenário indiano foram incluídos, enquanto os estudos globais ou indianos que estimaram exclusivamente a prevalência, incidência ou dados de mortalidade entre pacientes com AVC foram excluídos. A lista de verificação de avaliação crítica do Joanna Briggs Institute (JBI) foi usada para a avaliação do risco de viés e o viés de publicação foi avaliado por gráficos de funil e teste de Egger. O software R foi utilizado com a estatística I^2 para medir a heterogeneidade entre os estudos, com um total de 58 estudos para revisão sistémica e, após avaliação da qualidade, 47 estudos para meta-análise. Os autores constataram que os tamanhos das amostras dos estudos incluídos variaram de 40 a 4989 e a idade média dos participantes variou de 31,7 ± 7,4 a 70,5 ± 10,7. Além disso, verificou-se uma preponderância do sexo masculino (64,5%; intervalo de confiança de 95% [IC]: 62,5%-68,3%) na distribuição dos AVC por género e 75,2% (IC 95%: 68,7%-81,7%) dos AVC ocorreram acima dos 50 anos de idade. O AVC isquémico é o subtipo de AVC predominante na Índia, com uma proporção mais elevada na região de ETL médio (74,0%; IC 95%: 65,1%-81,3%) em comparação com as regiões de ETL baixo (67,2%; IC 95%: 49,9%-80,8%) e ETL alto (67,5%; IC 95%: 57,0%-76,4%). Os autores concluíram que existia uma heterogeneidade significativa entre os estudos incluídos. A maioria dos AVCs ocorreu no grupo etário de mais de 50 anos, com preponderância do sexo masculino. O AVC isquémico foi o tipo mais comum de AVC, variando a sua proporção entre 67% e 74%, dependendo do ETL.

34. **Johansen MC (2023)**[52] realizou uma revisão para avaliar os passos essenciais para uma classificação etiológica precisa do AVC isquémico, passando depois para uma discussão e,

por fim, para os estudos mais recentes sobre diagnósticos mais invulgares e o futuro do diagnóstico e da classificação do AVC. Os autores concluíram que formas precisas, completas e fiáveis de determinar a causa de um AVC isquémico são fundamentais para prestar excelentes cuidados aos doentes. Alcançar a excelência no diagnóstico é talvez uma das competências mais importantes que um médico pode ter, especialmente quando cuida de doentes com uma doença que provavelmente terá ramificações a longo prazo, como o AVC. Os doentes cuja causa inicial do AVC não tenha sido diagnosticada, ou tenha sido incorretamente diagnosticada, correm um risco acrescido de sofrer um evento recorrente. O diagnóstico é também um processo, e cada passo iterativo pode ser importante, sendo ponderados os benefícios e os prejuízos de cada teste para o doente. Com o avanço da tecnologia e das técnicas de imagiologia, também avançou a capacidade de considerar condições, como as contribuições genéticas para o potencial risco trombótico, que anteriormente eram inatingíveis. No entanto, nenhum doente pode ou deve passar por todos os testes possíveis para chegar a um diagnóstico, especialmente se a informação obtida não for útil, ou mesmo dispendiosa, quer financeiramente, quer em termos de oportunidade/tempo perdido para o doente ou para a sua família.

35. **Hedau VN, Patil T.(2024)**[32] efectuaram uma revisão sistemática para avaliar a crise do AVC na Índia. Concluíram que os factores de risco na Índia, como a hipertensão, a diabetes, o consumo de tabaco e os baixos níveis de hemoglobina, realçam a importância crítica da deteção precoce e da gestão eficaz. Os prestadores de cuidados de saúde devem dar prioridade ao rastreio, à educação e à intervenção na gestão destes factores de risco. As disparidades entre os sexos na incidência do AVC são evidentes, exigindo uma abordagem orientada e estratégias específicas para cada sexo, a fim de proporcionar cuidados equitativos no domínio do AVC. Para ultrapassar os obstáculos aos cuidados de saúde no domínio do AVC, nomeadamente o acesso limitado a serviços avançados nas zonas rurais, os atrasos nos cuidados de saúde devido à falta de sensibilização e os encargos financeiros significativos suportados pelos doentes e suas famílias, são necessárias soluções abrangentes. A melhoria das infra-estruturas de cuidados de saúde e dos serviços de reabilitação pós-AVC, a sensibilização através de campanhas específicas e a criação de sistemas de apoio sólidos são essenciais para ultrapassar estes desafios. Num sentido holístico, a gestão eficaz do desafio crescente do AVC na Índia exige uma abordagem multifacetada que englobe a prevenção, a investigação, o acesso equitativo aos cuidados de saúde e a divulgação da sensibilização tanto entre o público em geral como entre os prestadores de cuidados de saúde. A Índia pode fazer enormes progressos na redução dos efeitos do AVC e na melhoria da saúde geral da sua população se adotar estes importantes conceitos médicos.

36. **Behera, D.K., Rahut, D.B. & Mishra, S.(2024)**[34] conduziu um estudo para analisar de forma abrangente a incidência de AVC, a mortalidade e os anos de vida ajustados por incapacidade (DALYs) em toda a Índia de 1990 a 2021, usando os dados mais recentes do

Global Burden of Disease (GBD) 2021. Avaliamos como a Cobertura Universal de Saúde (UHC), os gastos com saúde, o índice de desenvolvimento humano (IDH) e a renda nacional bruta (RNB) influenciam os resultados do AVC. Nossos resultados revelam disparidades regionais significativas, com taxas de AVC mais altas em áreas urbanas e estados como Goa e Kerala. As despesas de saúde e o IDH mais elevados estão associados a taxas de AVC mais baixas, enquanto o RNB per capita mais elevado está correlacionado com o aumento da incidência de AVC, provavelmente devido a alterações no estilo de vida. Os factores de risco incluem a poluição atmosférica, o consumo de tabaco, os riscos alimentares e a tensão arterial elevada. A poluição atmosférica tem um impacto notável na mortalidade por AVC em Bihar e Jharkhand, enquanto o consumo de tabaco é um fator de risco importante em Mizoram e Manipur. Os riscos alimentares e a hipertensão são predominantes em Maharashtra e Jammu & Kashmir. O estudo salienta a necessidade de estratégias de saúde pública específicas que abordem as disparidades regionais e os factores socioeconómicos. Os decisores políticos devem concentrar-se em programas de modificação do estilo de vida, em campanhas de sensibilização do público e num melhor acesso a cuidados de qualidade para reduzir eficazmente a morbilidade e a mortalidade relacionadas com o AVC.

37. **Rangamani S, Huliyappa D, Kulothungan V, Saravanan S, Murugan PK, Mahadevan R et al., (2024)**[35] realizou um estudo in-vivo para descrever a incidência de AVC, mortalidade e distribuição de idade, sexo e subtipos nos cinco PBSRs com populações urbanas e rurais. Foram registados os doentes com idade ≥18 anos envolvidos com residentes há pelo menos um ano na área geográfica definida, identificados a partir das unidades de saúde. Foram incluídos os registos de óbito com AVC como causa de morte do Sistema de Registo Civil (SRC). Foi excluído o ataque isquémico transitório (AIT). Três PBSRs (Cuttack, Tirunelveli, Cachar) incluíram populações urbanas e rurais. As PBSRs de Kota e Varanasi eram zonas urbanas. A taxa de incidência bruta e padronizada por idade (ASR) por idade, sexo e residência (urbana e rural), razões de taxa de ASR, proporções de fatalidade de casos e taxas no dia 28 após o início do AVC foram calculadas para os anos 2018-2019. Eles descobriram que, um total de 13.820 casos de AVC registrados pela primeira vez, que incluíram 985 casos apenas de certidão de óbito (DCOs), foram analisados. A taxa de incidência bruta combinada foi de 138,1 por 100.000 habitantes com uma taxa de incidência padronizada por idade (ASR) de 103,4 (ambos os sexos), 125,7 (homens) e 80,8 (mulheres). O risco de AVC entre os residentes rurais era de um em sete (Cuttack), um em nove (Tirunelveli) e um em 15 (Cachar). O AVC isquémico foi o tipo mais comum em todas as PBSRs. As taxas de letalidade padronizadas por idade (ASCFR) por 100 000 habitantes para os PBSRs agrupados foram de 30,0 (homens) e 18,8 (mulheres), e o rácio de taxa (M/F) variou entre 1,2 (Cuttack) e 2,0 (Cachar). Os registos de base populacional forneceram uma plataforma abrangente de vigilância do AVC para medir o peso do AVC e os resultados por idade, sexo, residência e subtipo em toda a Índia. O padrão rural-urbano de incidência e mortalidade por AVC deve orientar a política de saúde e o

planeamento de programas para reforçar as medidas de prevenção e tratamento do AVC na Índia.

38. **Srivastava MP, Mehndiratta MM, Kaul S, Ichaporia NR, Sylaja PN, Pradeep M et al., (2024)**[40] fizeram uma revisão sobre a melhoria do ecossistema de cuidados de AVC na Índia. Descobriram que a pandemia de COVID-19 sublinhou a necessidade de melhorar a prestação de cuidados de saúde e as infra-estruturas. Para lidar com o aumento do peso do AVC na Índia, são urgentemente necessárias estratégias abrangentes que englobem a prevenção, a sensibilização, os cuidados especializados e o apoio governamental. Embora tenha surgido o conceito de "centros preparados para o AVC", a sua disponibilidade limitada impede a generalização dos benefícios. Este consenso de peritos examina o estado atual dos cuidados de AVC na Índia, identifica desafios e propõe estratégias para melhorar os sistemas de cuidados de AVC. Oferece informações valiosas sobre a gestão do AVC a diferentes níveis, capacitando os profissionais de saúde e os administradores a avaliarem os seus sistemas actuais e a introduzirem as melhorias necessárias. É dada especial atenção ao papel dos médicos, incluindo a utilização de terapias trombolíticas como o Tenecteplase, na redução do peso do AVC e na melhoria dos resultados em todo o país. É possível dar passos significativos na gestão e nos cuidados do AVC na Índia, abordando estas áreas críticas.

CAPÍTULO - 4

CONSIDERAÇÃO BÁSICA

INTRODUÇÃO

Um acidente vascular cerebral (AVC) é o aparecimento abrupto de um défice neurológico devido a uma alteração súbita do fornecimento de sangue ao cérebro, normalmente causada por uma artéria bloqueada ou pela rutura de um vaso sanguíneo. Cerca de 800.000 americanos sofrem um AVC novo ou recorrente todos os anos.[62] A incidência de AVC ajustada à idade por 1000 pessoas-ano é de 5,8 nos homens e 5,1 nas mulheres.[63] Os factores de risco incluem idade avançada, raça negra, tabagismo, obesidade, inatividade física, ingestão elevada de sódio, ingestão baixa de potássio, hipertensão, diabetes mellitus, fibrilhação auricular, doença falciforme, dislipidemia e terapia hormonal pós-menopausa.[62] O Indian Global Burden of Disease Study, que decorreu entre 1990 e 2019, revelou que o AVC era a principal causa de anos de vida ajustados à incapacidade e um fator primário na mortalidade relacionada com doenças neurológicas na Índia. A incidência de AVC está a aumentar nos países de baixo e médio rendimento (LMIC). A maioria dos acidentes vasculares cerebrais ocorre em LMIC e o peso da doença resultante é mais significativo nestas regiões do que nas nações desenvolvidas.[64] Um estudo sistemático de 2021 revelou que a incidência bruta de acidentes vasculares cerebrais varia entre 108 e 172 por 100 000 indivíduos.[65] A maioria dos AVC na Índia é de natureza isquémica. As estimativas situam a taxa de mortalidade por AVC em 30% e uma proporção significativa de sobreviventes de AVC sofre de incapacidades moderadas a graves que impedem uma vida independente. O AVC isquémico é um tipo de AVC prevalente, sendo o bloqueio vascular importante uma etiologia frequente do AVC isquémico.[66] A iniciativa do Registo de AVC foi iniciada em 2012 com o objetivo de recolher dados sobre doentes com AVC. Desde o ano de 2016, 62 instituições localizadas em toda a Índia inscreveram-se no programa. O Conselho Indiano de Investigação Médica e o Centro Nacional de Informática e Investigação sobre Doenças foram os primeiros a ter a ideia deste empreendimento empresarial.[67] Em 2010, cerca de 17 milhões de pessoas sofreram um AVC, enquanto outros 33 milhões já tinham sofrido um AVC e ainda vivem.[68]

ASPECTO HISTÓRICO

Uma primeira era, que começa nos primórdios e termina em 1812, e um segundo período, que começa em 1812 e continua até aos dias de hoje, constituem a história do AVC do ponto de vista médico. Por outro lado, estes vários períodos de tempo exigem que o historiador utilize uma variedade de técnicas.[68] Utilizando um modelo de avanço médico, muitas vezes conhecido como a "abordagem embrionária do conhecimento", é possível fornecer uma descrição convincente da era moderna (ou seja, os séculos XIX e XX).[69] As descobertas científicas de uma década lançam as bases para a exploração do conhecimento na década seguinte, um padrão que persiste indefinidamente. Nesta perspetiva, a caraterização da trombose e da embolia feita por Virchow em 1846 serve como referência fundamental para a compreensão destas condições até ao final do século XX. No entanto, este enquadramento para o avanço da compreensão científica não é particularmente aplicável à era anterior a 1800. Durante séculos, os avanços num contexto moderno foram praticamente inexistentes e os que ocorreram foram caracterizados por uma progressão notavelmente lenta. Por conseguinte, é necessário um conceito alternativo para esse período de tempo, e um conceito adequado é a "abordagem do objeto estranho".[69] De acordo com esta abordagem, um médico contemporâneo deve reconhecer que os seus conhecimentos médicos actuais oferecem uma visão limitada dos ensinamentos iniciais únicos sobre o AVC, uma vez que estes ensinamentos divergem significativamente da compreensão atual.[68] Acontecem coisas muito estranhas aos doentes com AVC crónico quando o médico, ajoelhado no chão atrás da cama do doente, segura um ferro quente na mão e começa a cauterizar o estômago (ou a cabeça?) do doente com o instrumento incandescente. O doente não está inconsciente e não parece sofrer de paralisia, pois está a defender-se. Neste caso, o historiador tem de agir como um etnólogo, olhando não só para o contexto médico, mas também para o contexto cultural.[68] No entanto, a história inicial do AVC tem lugar nos scriptoria e nos salões dos académicos, e não à cabeceira dos hospitais ou nos laboratórios.[68] A figura 1 mostra uma vítima de AVC.[68]

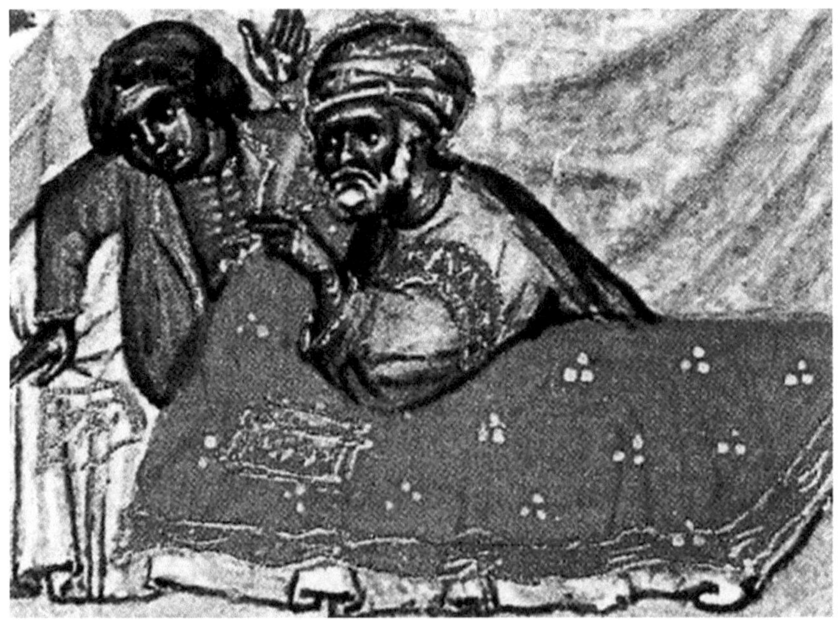

FIGURA 1: ILUSTRAÇÃO PRÉ-MODERNA DE UMA VÍTIMA DE AVC

Além disso, um esboço da história do AVC começa normalmente com a civilização greco-romana.[70-72] No entanto, é menos convencional seguir o método socrático baseado na premissa de que se viveu numa época de completa ignorância. Na Antiguidade, não havia dissecações nem experiências, salvo algumas excepções notáveis. O sistema de circulação sanguínea era desconhecido e, no que respeita à Antiguidade, não se distinguia entre artérias e veias. Não havia consenso se o cérebro ou o coração era o órgão instrumental das actividades motoras e sensoriais; enquanto Platão e a maioria dos autores hipocráticos e Galeno insistiam no cérebro.[73] Aristóteles e os médicos-filósofos das escolas estoica e epicurista privilegiavam o coração por boas razões, aliás.[74-75] No entanto, os antigos tiveram muitos conhecimentos que vale a pena mencionar atualmente. Em primeiro lugar, produziram descrições da doença, tais como "A dor apodera-se subitamente da cabeça de uma pessoa saudável, e esta fica imediatamente muda e abre a boca".[76] Em outros escritos de Hipócrates, um estudo descobriu que "na apoplexia, a sonolência atinge o paciente, ele fica sem sentidos e tem febre leve e seu corpo fica impotente. Morre ao terceiro ou quinto dia, e geralmente não chega ao sétimo".[77] Os autores destas declarações não utilizaram a palavra AVC, mas sim apoplexia, que era o termo médico preferido para designar as afecções semelhantes ao AVC até 1800.[78-79] A explicação para a sua utilização é simples. Muitas civilizações antigas estavam convencidas de que as doenças agudas com perda de consciência eram enviadas pelos deuses. Em grego homérico, cerca de quatro séculos antes de os médicos hipocráticos aparecerem em cena, derrame significava "plex" ou "plexy" e deus significava "theos" ou "dios". Assim, "teoplexia" ou "dioplexia" eram denominações comuns para o AVC, e apoplexia não é mais do que uma versão secularizada para um "golpe muito grave". Em segundo lugar, os gregos aperceberam-se de que a apoplexia se caracterizava por um conjunto diferente de sintomas e por um curso diferente em comparação com várias outras condições médicas a que chamavam epilepsia, catalepsia, letargia, etc.[79] Em terceiro lugar, os médicos antigos escreveram longamente sobre o tratamento e o prognóstico, incluindo o aforismo mundialmente famoso "É impossível curar um ataque violento de apoplexia, e difícil curar um ataque ligeiro".[80] Por último, estabeleceram normas éticas sobre a forma como os doentes deviam ser tratados, que não mudaram muito até hoje em muitas partes do mundo.[68]

A era moderna

No entanto, no início do século XIX, o AVC é pela primeira vez definido como resultado de uma lesão.[68] A lesão morfológica, e apenas a lesão morfológica, tornou-se o critério decisivo para uma definição operacional de AVC; os sintomas passaram a ser vistos apenas como "sinais indicadores". A partir de então, a anatomia mórbida, e nada mais do que a anatomia mórbida, tornou-se a base fundamental de todo o conhecimento sobre o AVC.[68] Em 1812, o jovem médico Jean-André Rochoux iniciou uma frase que hoje é um lugar-comum, mas que indicava uma ciência. Primeiro, Rochoux explicou a lesão, o seu tamanho, cor e localização, depois traçou os sinais e a evolução do AVC e concluiu com algumas observações sobre o tratamento e o prognóstico.[81] A partir de meados do século XIX, a medicina, enquanto ramo do conhecimento, está indissociavelmente ligada às ciências naturais.[68] A investigação sobre o

AVC beneficiou enormemente deste movimento positivista. Um número crescente de médicos, alguns deles especializados em neurologia, contribuiu para o tesouro de conhecimentos em rápido crescimento.[82-84] Entre os anos 20 e 70, a fisiopatologia das lesões vasculares atingiu o seu apogeu, com figuras como o francês Charles Foix, o Kapitoline Wolkoff de São Petersburgo e o canadiano Charles Miller-Fisher.[85] A partir de 1975, aproximadamente, observam-se investigações sobre factores de risco, registos de acidentes vasculares cerebrais, ensaios aleatórios, bases de dados, bem como um impulso geral para "novos tratamentos". [86th]Assim, no final do século XX, a medicina do AVC tornou-se uma subespecialidade da neurologia, tanto em termos teóricos como práticos. E há outro facto importante que deve ser realçado: Pela primeira vez, o tratamento do AVC foi caracterizado por aquilo a que se pode chamar "otimismo terapêutico limitado". [87]

ASPECTO EPIDEMIOLÓGICO

1. AVC ESPECÍFICO POR IDADE

A prevalência do AVC aumenta com o avançar da idade, sendo que a partir dos 55 anos a prevalência é duas vezes superior. Entre 1990 e 2016, registou-se um aumento preocupante da incidência de AVC nos indivíduos com idades compreendidas entre os 20 e os 54 anos, com os casos a aumentarem de 12,9% para 18,6% do total a nível global. No entanto, durante o mesmo período de tempo, registou-se uma redução de 36,2% nas taxas de mortalidade atribuíveis padronizadas por idade.[88-90] A maior incidência documentada de AVC ocorre na China, com um impacto estimado de 331 a 378 indivíduos por 100 000 anos de vida. A Europa de Leste regista a segunda maior incidência, variando entre 181 e 218 por 100.000 anos de vida, enquanto a América Latina regista a menor incidência, variando entre 85 e 100 por 100.000 anos de vida.[88]

2. ACIDENTE VASCULAR CEREBRAL ESPECÍFICO DO GÉNERO

A idade também influencia a incidência do AVC, tanto nos homens como nas mulheres. As mulheres mais jovens registam uma incidência elevada, enquanto os homens registam um aumento gradual à medida que envelhecem. A pré-eclampsia, a utilização de contraceptivos, a terapêutica hormonal e a presença de enxaqueca com aura contribuem para o aumento da incidência de AVC nas mulheres. A fibrilhação auricular aumenta em 20% o risco de AVC em mulheres com 75 anos ou mais. A National Institutes of Health Stroke Scale categoriza a gravidade do AVC, ou seja, 0 significa a ausência de um AVC, 1-4 um AVC ligeiro, 5-15 um AVC moderado, 15-20 um AVC moderado/grave e 21-42 um AVC grave. Calculámos que a gravidade média do AVC para as mulheres é de 10 e para os homens de 8,2. Os homens sofrem frequentemente enfarte cerebral e hemorragia intracerebral (HIC), enquanto as mulheres têm maior probabilidade de sofrer um AVC cardioembólico, um tipo de AVC mais grave. A taxa de mortalidade associada ao AVC é elevada na população feminina.[90-92] As mulheres têm uma esperança de vida mais longa do que os homens, o que contribui para uma maior incidência de AVC entre elas. Além disso, um fator significativo é a tendência das mulheres para adiarem a procura de assistência para sintomas persistentes.[93] Os factores de risco predominantes para o AVC nos homens incluem o consumo de tabaco, níveis elevados de consumo de álcool, enfarte do miocárdio e várias doenças arteriais.[94]

3. VARIAÇÃO GEOGRÁFICA E RACIAL

Uma investigação de base populacional a nível mundial sobre a prevalência do AVC e os riscos associados analisou dados demográficos, comportamento, caraterísticas físicas, historial médico e dados laboratoriais, e concluiu que a exposição à poluição atmosférica e às partículas em suspensão contribuía para a mortalidade por AVC.[95] Outro estudo de base populacional, efectuado no nordeste da China, é geralmente considerado típico da situação da doença nos países emergentes. Descobriu-se que a hipertensão é um fator de risco estatisticamente significativo para o AVC, especialmente o AVC isquémico.[96] Uma investigação efectuada nos Estados Unidos da América (EUA) estabeleceu a hipertensão como uma das principais causas de AVC e destacou a heterogeneidade regional na gravidade dos sintomas entre os doentes com AVC. Os investigadores consideraram o exercício físico insuficiente, os maus hábitos alimentares e a ingestão de nicotina e álcool como preocupações adicionais.[97] As diferenças na exposição a contaminantes ambientais, como o chumbo e o cádmio, afectaram as ocorrências de AVC nos vários locais. Esta investigação também encontrou disparidades na incidência do AVC entre os grupos de brancos e negros não hispânicos com idades compreendidas entre os 40 e os 50 anos.[98]

4. VARIAÇÃO SOCIOECONÓMICA

Existe uma ligação negativa substancial entre o AVC e o estatuto socioeconómico, que pode ser atribuída a instalações hospitalares e tratamentos pós-AVC deficientes em populações com baixos rendimentos.[99] Nos Estados Unidos, um estudo de caso revelou que os indivíduos com um estatuto socioeconómico mais elevado tinham maior acesso à terapia do AVC em comparação com os que se encontravam em circunstâncias menos favoráveis.[100] Um estudo realizado na China revelou que os baixos rendimentos e a falta de seguro de saúde estavam associados a um menor risco de AVC secundário.[101] O nível de educação foi associado à utilização de tratamentos como a ecocardiografia e a terapia da fala na Áustria; no entanto, não houve diferença na administração de trombólise, terapia ocupacional, fisioterapia ou cuidados de AVC para ataques secundários por estatuto socioeconómico.[102] Do mesmo modo, no sistema de saúde escocês, os tratamentos básicos, como a trombólise, foram administrados independentemente do estatuto económico dos doentes.[103]

ASPECTO FISIOPATOLÓGICO

As oclusões isquémicas são responsáveis por aproximadamente 85% das mortes em doentes com AVC, enquanto os restantes casos são atribuídos a hemorragia intracerebral. A oclusão isquémica leva ao desenvolvimento de condições trombóticas e embólicas no cérebro.[104] A trombose envolve a alteração do fluxo sanguíneo resultante da constrição dos vasos, um processo frequentemente associado à aterosclerose. A acumulação de placas acaba por estreitar o lúmen vascular e levar à formação de coágulos, resultando num AVC trombótico. Um AVC embólico ocorre quando há uma redução do fluxo sanguíneo para uma região específica do cérebro devido a uma embolia. Esta diminuição do fornecimento de sangue leva a um stress celular significativo e pode resultar em necrose, ou morte celular, na área afetada. A necrose é caracterizada pela rutura da membrana plasmática, pelo inchaço dos organelos e pela fuga do conteúdo celular para o espaço extracelular, resultando na perda da função neuronal.[105] Outros factores significativos que contribuem para a patologia do AVC incluem a inflamação, a depleção de energia, a perturbação da homeostase, a acidose, concentrações elevadas de cálcio intracelular, excitotoxicidade, toxicidade mediada por radicais livres, citotoxicidade induzida por citocinas, ativação do sistema do complemento, comprometimento da barreira hemato-encefálica, ativação das células gliais, stress oxidativo e infiltração de leucócitos. [106-108]

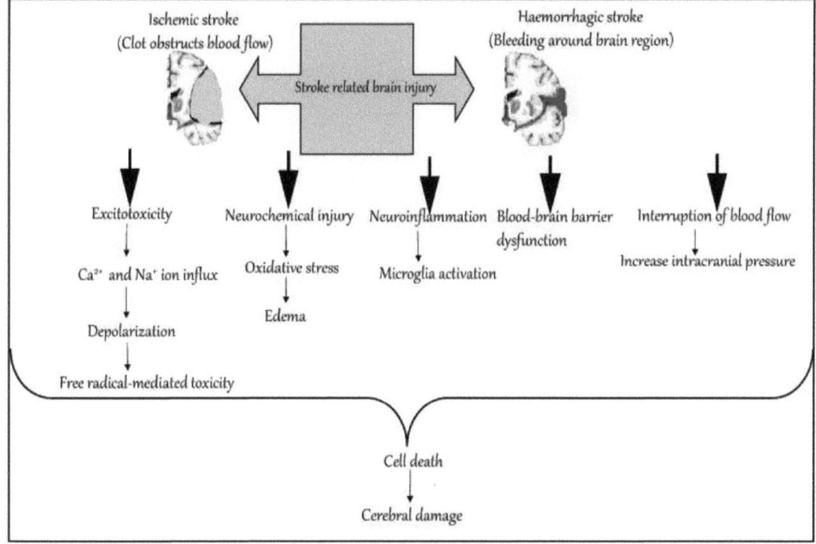

FIGURA 2: MECANISMO MOLECULAR DO AVC[109]

FACTOR DE RISCO[109]

Os 2 tipos de factores de risco que se verificou estarem principalmente envolvidos no AVC são os seguintes

a. Fator de risco não modificável
   i. Idade
   ii. Sexo
   iii. Raça/Etnia
   iv. TIA
   v. Genética

b. Fator de risco modificável
   i. Hipertensão
   ii. Fumar
   iii. Abuso de álcool e de drogas
   iv. Inatividade física
   v. Hiperlipidemia

vi. Dieta

vii. Diabetes Mellitus

viii. Fibrilhação auricular

ix. Genética

A. Fator de risco não modificável

A idade, o sexo, a etnia, o historial de ataques isquémicos transitórios e as caraterísticas hereditárias são aspectos importantes a ter em consideração. Para pôr isto em perspetiva, a idade média em que ocorreu um AVC nos Estados Unidos em 2005 foi de 69,2 anos.[110,111] Estudos recentes demonstraram que as pessoas com idades compreendidas entre os 20 e os 54 anos correm um risco acrescido de sofrer um AVC, o que se deve muito provavelmente à presença de factores secundários subjacentes.[112] Quando comparadas com os homens, as mulheres têm um risco de AVC equivalente ou superior ao dos homens, independentemente da idade.[113] A investigação nos Estados Unidos demonstrou que as comunidades hispânicas e negras têm um risco de AVC mais elevado do que as populações brancas. É importante notar que a incidência de AVC hemorrágico é muito maior em pessoas negras do que em indivíduos brancos da mesma idade.[109] Um ataque isquémico transitório é classificado como um pequeno AVC, sendo o mecanismo subjacente idêntico ao de um AVC completo. Num ataque isquémico transitório (AIT), há uma interrupção temporária do fluxo sanguíneo para uma região específica do cérebro. Isto serve como um precursor do evento, oferecendo uma oportunidade para modificar as escolhas de estilo de vida e iniciar intervenções farmacológicas destinadas a diminuir o risco de AVC.[114] Os factores genéticos desempenham um papel nos factores de risco modificáveis e não modificáveis associados ao AVC. O risco genético de AVC é influenciado por factores como a idade, o sexo e a raça.[115] Para além disso, vários mecanismos genéticos podem contribuir para um risco elevado de AVC. Em primeiro lugar, uma história parental ou familiar de AVC aumenta a probabilidade de um indivíduo desenvolver esta doença neurológica. Em segundo lugar, uma mutação rara num único gene pode desempenhar um papel na fisiopatologia em que o AVC é a manifestação clínica primária, como se observa na arteriopatia cerebral autossómica dominante. Em terceiro lugar, o AVC pode ocorrer como consequência de várias síndromes resultantes de mutações genéticas, incluindo a anemia falciforme. Em quarto lugar, certas variantes genéticas prevalecentes têm sido associadas a um risco elevado de AVC, incluindo o polimorfismo genético localizado em 9p21. [116]

B. Fator de risco modificável

Hipertensão

Entre os factores de risco mais importantes para o AVC, a hipertensão é muito prevalente. Um estudo concluiu que uma pressão arterial (PA) de pelo menos 160/90 mmHg e um historial de hipertensão eram considerados predisposições igualmente relevantes para o AVC. O estudo concluiu também que 54% da população afetada pelo AVC tinha estas caraterísticas.[117] Tanto em pessoas hipertensas como em pessoas normais, existe uma correlação entre a pressão arterial e a prevalência de AVC.[118] A investigação revelou que uma descida da pressão arterial de 5-6 mm Hg resultava numa redução de 42% do risco relativo de sofrer um AVC. Foram realizados estudos aleatórios de terapias para controlar a hipertensão em adultos com 60 anos ou mais que demonstraram benefícios comparáveis, diminuindo a frequência dos sintomas de AVC em 36% e 42%, respetivamente.[119]

Diabetes

Aumenta o risco de AVC isquémico e resulta numa taxa de mortalidade 20% superior. Além disso, os indivíduos diabéticos têm um pior prognóstico após um AVC do que os não diabéticos, com taxas mais elevadas de incapacidade grave e recuperação mais lenta.[120] O controlo glicémico rigoroso por si só não é bem sucedido; a intervenção médica combinada com alterações comportamentais pode ajudar os indivíduos diabéticos a reduzir a gravidade do AVC.[121]

Fibrilhação auricular (FA)

A FA é um fator de risco significativo para o AVC, aumentando o risco em duas a cinco vezes, dependendo da idade do indivíduo.[122] É responsável por 15% de todos os AVCs e resulta em maior incapacidade e aumento da mortalidade em comparação com os AVCs não associados à FA.[123] No entanto, estudos recentes têm refutado esta conclusão, citando evidências inadequadas do tempo sequencial da FA e da incidência de AVC e observando que, em alguns casos, a FA é documentada apenas após um AVC. Nalguns casos, os indivíduos com alterações genéticas associadas à FA podem ter tido AVC antes do desenvolvimento da doença.[124]

Hiperlipidemia

Enquanto as lipoproteínas de alta densidade (HDL) reduzem a incidência de AVC, o colesterol total está associado ao risco da doença, pelo que a avaliação do perfil lipídico ajuda a estimar o risco de AVC.[125]

Abuso de álcool e de drogas

A associação entre o risco de AVC e o consumo de álcool apresenta uma relação curvilínea, em que o risco se correlaciona com o consumo diário de álcool. O consumo de álcool a níveis baixos a moderados (≤2 bebidas normais por dia para os homens e ≤1 para as mulheres) está associado a um risco reduzido de AVC, enquanto níveis mais elevados de consumo estão associados a um risco acrescido. Por outro lado, mesmo um consumo mínimo de álcool aumenta a probabilidade de AVC hemorrágico.[126,127] O consumo consistente de substâncias ilícitas, incluindo cocaína, heroína, fenciclidina (PCP), dietilamida do ácido lisérgico (LSD), canábis/marijuana e anfetaminas, está associado a um risco acrescido de todos os subtipos de AVC.[128]

Fumar

O aumento do risco de AVC está diretamente associado ao consumo de tabaco. A probabilidade de sofrer um AVC é, em média, o dobro da de um não fumador. 15% das mortes relacionadas com o AVC são atribuíveis ao tabagismo. O fumo passivo excessivo aumenta o risco de AVC em 30% num período de 30 anos, embora deixar de fumar diminua o risco relativo para um indivíduo.[109]

Inatividade física insuficiente e má alimentação

associados a um maior risco de AVC. A falta de exercício físico aumenta as hipóteses de um indivíduo sofrer um AVC. Uma atividade física insuficiente está também associada a outros problemas de saúde, como a tensão arterial elevada, a obesidade e a diabetes, todas elas condições relacionadas com uma elevada incidência de AVC.[129] A má alimentação influencia o risco de AVC, contribuindo para a hipertensão, a hiperlipidemia, a obesidade e a diabetes. Sabe-se que certos componentes da dieta aumentam o risco; por exemplo, a ingestão excessiva de sal está associada a uma hipertensão elevada e a um AVC. Por outro lado, uma dieta rica em fruta e legumes (nomeadamente, a dieta mediterrânica) tem demonstrado diminuir o risco de AVC. [130,131]

ESTRATÉGIA DE TRATAMENTO

A fisiopatologia do AVC deve ser abordada de forma a geri-lo eficazmente, enquanto a prevenção do AVC deve centrar-se na alteração dos factores de risco nas populações ou nos indivíduos. Não foi encontrada uma forma fácil de tratar ou prevenir todas as causas clínicas do AVC, apesar da enorme quantidade de estudos sobre o AVC efectuados nos últimos vinte anos. As novas terapêuticas que controlam as variáveis que contribuem para o AVC primário e secundário são o objetivo principal da investigação atual sobre o AVC. A Figura 3 representa o processo global de gestão da incidência do AVC.

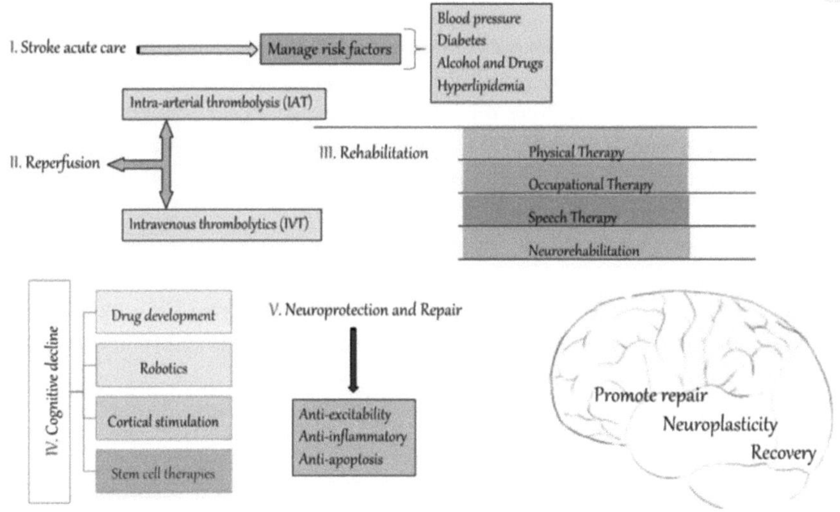

FIGURA 3: TERAPIA DO AVC

REPERFUSÃO

Trombolíticos intravenosos (TIV): O paradigma de tratamento da trombólise intravenosa foi inicialmente estabelecido para o tratamento da trombólise coronária; no entanto, tem demonstrado eficácia no tratamento de doentes com AVC. A eficácia dos agentes trombolíticos é influenciada por vários factores, tais como a idade do trombo, a especificidade do agente trombolítico para a fibrina e a presença e semi-vida dos anticorpos neutralizantes.[132] Os agentes farmacológicos utilizados na trombólise intravenosa são concebidos para aumentar a formação de fibrinolisina, facilitando a quebra do trombo que obstrui o vaso cerebral. O agente trombolítico intravenoso mais eficaz, o ativador do plasminogénio tecidular recombinante (rt-PA, ou alteplase), foi desenvolvido com base na investigação levada a cabo pelo National Institute of Neurological Disorders and Stroke (NINDS) dos EUA.[109] No entanto, os investigadores envolvidos no European Cooperative Acute Stroke Study (ECASS e ECASS II) não conseguiram reproduzir os resultados do estudo do NINDS. Posteriormente, foi determinado que este medicamento demonstrou eficácia na diminuição do diâmetro do coágulo em doentes com AVC quando administrado nas três horas seguintes ao início do AVC. O estudo Safe Implementation of Thrombolysis in Stroke Monitoring Study (SITS-MOST) validou a eficácia e a segurança da alteplase quando administrada dentro do intervalo de tempo especificado.[109] Uma categoria distinta de trombolíticos, que inclui agentes de fibrina e não-fibrina, é utilizada no tratamento dos sintomas do AVC. Os activadores da fibrina, como a alteplase, a reteplase e a tenecteplase, facilitam a conversão direta do plasminogénio em plasmina. Em contraste, os activadores não fibrínicos, incluindo a estreptoquinase e a estafilocinase, conseguem esta conversão através de um mecanismo indireto.[132]

Trombólise Intra-Arterial (TAI): A TIA é mais uma estratégia para lidar com o AVC súbito. Esta terapia, que requer médicos experientes e ferramentas angiográficas, funciona melhor durante as primeiras seis horas após o início do bloqueio da ACM.[133] Os ensaios clínicos aleatórios (RCT) PROACT II e MELT, concebidos para avaliar a segurança e a eficácia de um fármaco recombinante pró-uroquinase, não permitiram obter dados úteis que pudessem ser utilizados para melhorar o tratamento do AVC.[109] Dois pequenos estudos clínicos combinaram trombolíticos com antagonistas da glicoproteína IIb/IIIa; esta estratégia foi benéfica no tratamento de oclusões ateroscleróticas, mas teve menos impacto no cardioembolismo.[134] Quando comparado com a TIV isolada, o grupo de tratamento em ponte (TIV + IAT) teve um melhor desempenho no estudo IMS III. O tratamento de ponte aumentou a taxa de recanalização em doentes com AVC em 69,6%.[109]

Agentes de depleção de fibrinogénio: Os estudos demonstraram uma associação significativa entre níveis elevados de fibrinogénio em doentes com AVC e resultados clínicos desfavoráveis.[109,135] Os agentes depletores de fibrinogénio reduzem as concentrações plasmáticas de fibrinogénio, diminuindo assim a viscosidade do sangue e melhorando a circulação sanguínea. O procedimento envolve a remoção do coágulo sanguíneo da artéria, restabelecendo assim o fluxo sanguíneo para as regiões afectadas do cérebro. Embora alguns ensaios aleatórios controlados (RCT) de terapia com defibrinogénio tenham relatado efeitos benéficos dos agentes depletores de fibrinogénio em doentes com AVC, outros estudos não demonstraram impactos positivos nos resultados clínicos após um AVC.[135] Além disso, alguns estudos indicaram a ocorrência de hemorragias após a administração de agentes de defibrinogénio. O Ancrod é um agente desfibrinogenante obtido a partir do veneno de cobra, que tem sido investigado pelo seu potencial para tratar o AVC isquémico quando administrado nas três horas seguintes ao início dos sintomas.[136] O European Stroke Treatment with Ancrod Trial (ESTAT) determinou que a administração controlada de ancrod a um nível de fibrinogénio de 70 mg/dL era eficaz e segura, resultando numa menor incidência de hemorragia intracerebral em comparação com níveis de fibrinogénio mais baixos.[137]

OUTROS

Terapia anti-hipertensiva: O AVC é influenciado pela hipertensão. A pressão arterial elevada no AVC pode ter várias causas, incluindo antecedentes de hipertensão, estimulação neuroendócrina aguda, aumento da pressão intracraniana, stress associado ao internamento hospitalar e episódios dolorosos esporádicos.[138] Devido aos resultados contraditórios dos estudos clínicos, desconhece-se o tratamento adequado da pressão arterial elevada durante o AVC. A pressão arterial elevada deve ser gerida de acordo com vários estudos que demonstram ligações favoráveis entre a pressão arterial elevada e a morte relacionada com o AVC, o desenvolvimento de hematomas ou lesões intracerebrais. O resultado clínico foi agravado noutros ensaios em que os níveis baixos de pressão arterial melhoraram a perfusão dos tecidos e o tamanho da lesão.[139] A investigação multicêntrica Acute Candesartan Cilexetil Therapy in Stroke Survivors (ACCESS) Phase II concluiu que, sem registo de eventos cerebrovasculares coordenados relacionados com a hipotensão, a utilização do medicamento (candesartan) para a TA durante o AVC era segura. Foi efectuada uma investigação extensa sobre a medicação anti-hipertensiva, incluindo o estudo COSSACS que examinou a eficácia da terapia anti-hipertensiva após um AVC, o estudo CHHIPS que procurou estabelecer um valor de corte da pressão arterial durante um ataque e o estudo SCAST que procurou quantificar o impacto do candesartan no AVC e nas doenças cardiovasculares.[109,140] Os doentes com AVC isquémico podem ter uma taxa de mortalidade inferior em duas semanas se continuarem a tomar a medicação anti-hipertensiva durante mais duas semanas após a sua interrupção, de acordo com a investigação COSSACS.[141] Contrariamente ao que o estudo SCAST constatou, que indicava que um tratamento cauteloso de redução da pressão arterial estava associado a um risco acrescido de maus resultados clínicos, a análise do CHHIPS mostrou que uma descida modesta da pressão arterial reduzia a mortalidade.[109]

Terapia antiplaquetária: Esta terapêutica é utilizada para o tratamento do AVC isquémico agudo e para a prevenção da ocorrência de AVC. É também essencial no tratamento do AVC isquémico não cardioembólico e do ataque isquémico transitório (AIT). Os agentes antiplaquetários, como a aspirina, o clopidogrel e o ticagrelor, são os medicamentos mais frequentemente administrados a doentes com AVC nos primeiros dias após o evento.[142] A terapia antiplaquetária dupla, incluindo clopidogrel, prasugrel ou ticagrelor em conjunto com a aspirina, ganhou destaque; vários estudos avaliaram a eficácia e a segurança dessa abordagem terapêutica. A terapia combinada com clopidogrel e aspirina é considerada mais vantajosa quando iniciada dentro de 24 horas após o AVC e mantida por um período de 4 a 12 semanas.[143]

Terapia com células estaminais: Tem perspectivas terapêuticas promissoras, segurança e eficácia para os doentes com AVC. As investigações sobre células estaminais embrionárias, células mesenquimais e células estaminais pluripotentes induzidas avaliaram as suas capacidades de regeneração, manutenção, migração, proliferação, reconfiguração de circuitos neurais e rejuvenescimento físico e comportamental dos tecidos.[144] Recentemente, foi identificada no tecido conjuntivo uma nova categoria de células estaminais mesenquimais (MSCs), designadas por células de diferenciação multilinear resistentes ao stress (Muse). Estas células possuem um potencial de regeneração significativo e têm sido avaliadas como intervenções terapêuticas para o AVC. Na sequência do transplante intravenoso de células Muse num modelo murino, verificou-se que estas se enxertam no tecido lesado do hospedeiro e se diferenciam, facilitando a recuperação funcional do hospedeiro.[145] A neovascularização é um mecanismo de ação adicional para os tratamentos celulares no AVC; a investigação realizada tanto in vitro como in vivo demonstrou que as células transplantadas promovem a angiogénese.[146] Além disso, outras investigações sobre o AVC demonstraram que as MSC promovem a neurogénese, uma descoberta corroborada em células estaminais neurais embrionárias humanas através da marcação com BrdU.[147] A terapia com células estaminais promove a proliferação de células estaminais neurais e a formação de neurites. Espera-se que a conceção experimental meticulosa e os ensaios clínicos de tratamentos com células estaminais iniciem uma nova época no tratamento do AVC, facilitando a neurogénese, reconstruindo as redes cerebrais e melhorando o desenvolvimento axonal e a sinaptogénese.[109]

Reparação neural*:* Esta é uma abordagem complementar à neuroprotecção. Esta intervenção é utilizada para restaurar o tecido após o dano e não é limitada pelo tempo; no entanto, a sua eficácia é maximizada quando administrada nas 24 horas após o AVC. Foram utilizados vários modelos animais para promover a neurogénese e ativar o mecanismo de reparação neuronal.[148] A reparação neural utiliza a terapia com células estaminais para ativar os mecanismos de reparação, facilitando a integração das células no local da lesão ou utilizando factores neurotróficos para inibir os supressores do crescimento neuronal. Estas células podem ser direcionadas para qualquer área lesionada para melhorar a conetividade sináptica. Os ensaios clínicos com células estaminais neurais demonstraram resultados positivos em doentes que sofreram um AVC. No entanto, as investigações sobre a glicoproteína associada à mielina, as proteínas inibidoras do crescimento da neurite (NOGO) e os proteoglicanos de sulfato de condroitina demonstraram que estes agentes não têm uma eficácia adequada; são necessários mais ensaios clínicos para aumentar a eficácia do tratamento.[149] As intrusões biológicas têm o potencial de promover a regeneração de novas células, facilitar a orientação axonal e melhorar os circuitos neurais. As intervenções farmacológicas e imunológicas podem centrar-se nos receptores para fornecer pistas de sinalização que promovam a regeneração ou inibam factores prejudiciais em áreas do cérebro afectadas pelo AVC.[150]

Reabilitação*:* O AVC pode resultar em incapacidades imediatas e prolongadas para os indivíduos afectados. As actividades diárias, como a deambulação e a ida à casa de banho, sofrem frequentemente perturbações, sendo as deficiências sensório-motoras e visuais as mais frequentes. O objetivo da reabilitação é melhorar a independência funcional dos indivíduos afectados pelo AVC.[151] O processo envolve a colaboração com os doentes e as suas famílias para prestar serviços de apoio e orientação pós-AVC nas 48 horas seguintes a um evento de

AVC em doentes estáveis. A reabilitação após um AVC pode incluir fisioterapia, terapia ocupacional, terapia da fala e/ou terapia cognitiva. O programa tem como objetivo facilitar a recuperação das capacidades de resolução de problemas dos doentes, melhorar o seu acesso ao apoio social e psicológico, melhorar a mobilidade e promover uma vida independente. A reabilitação pode incluir tarefas neurobiológicas destinadas a atenuar os efeitos da disfunção cognitiva e a promover a plasticidade sináptica, para além de facilitar a potenciação a longo prazo.[152] Os neuromoduladores são essenciais para iniciar a expressão de determinados genes que facilitam a regeneração dos axónios, o desenvolvimento de espinhas dendríticas, a formação de sinapses e a terapia de substituição celular. As abordagens orientadas para as tarefas, como o treino dos braços e a marcha, ajudam os doentes com AVC a gerir as suas incapacidades físicas. Além disso, as actividades de jogos visuais assistidos por computador têm sido utilizadas para melhorar a plasticidade neuronal visuomotora.[153,109]

TENDÊNCIAS DO AVC

A incidência de emergências relacionadas com o AVC diminuiu substancialmente nos últimos anos devido a uma melhor compreensão da fisiopatologia do AVC e à identificação de novos medicamentos concebidos para tratar a multiplicidade de alvos possíveis. Os avanços tecnológicos, como o telestroke e as unidades móveis de AVC, reduziram a mortalidade e a morbilidade.[154,155] Por conseguinte, os sistemas de gestão do AVC devem incluir instalações de cuidados pós-AVC, para além dos cuidados primários existentes e do acesso a terapia ocupacional, da fala ou qualquer outra terapia física após a alta hospitalar. Os hospitais devem desenvolver políticas normalizadas para lidar com as emergências em tempo útil, a fim de evitar vítimas e prevenir acidentes vasculares cerebrais secundários.[109] Recentemente, o papel dos fisioterapeutas emergiu como um aspeto importante da gestão dos cuidados pós-AVC. Os fisioterapeutas iniciaram ensaios clínicos sobre processos de recuperação de AVC e sessões de terapia de reabilitação. Um estudo em curso inclui uma estratégia para gerir a incapacidade através da melhoria da mobilidade utilizando exercício em passadeira, terapia com dispositivos electromecânicos e terapia em circuito.[156] As mesas redondas de recuperação e reabilitação do AVC reúnem fisioterapeutas e outros especialistas para recomendar direcções de investigação e produzir orientações para o sistema de cuidados de saúde pós-AVC. A otimização dos sistemas de tratamento do AVC e o acesso aos serviços de reabilitação são o futuro dos cuidados de saúde para os doentes com AVC.[156]

Os modelos animais utilizados na investigação do AVC reflectem apenas uma parte das consequências da doença nos seres humanos. Além disso, as experiências realizadas num único laboratório são frequentemente limitadas em termos de resultados da investigação. Os modelos animais de AVC in vivo devem incluir populações idosas para maximizar a sua relevância, mas os estudos mais recentes envolvem animais jovens e adultos. Os estudos sobre o AVC devem ser realizados tanto em indivíduos do sexo masculino como do sexo feminino para excluir preconceitos de género e devem ter em conta outros factores de confusão como a hipertensão, a diabetes e a obesidade. A investigação do AVC torna-se complexa e dispendiosa devido a estas questões, exigindo esforços de colaboração entre vários laboratórios. Idealmente, seria criada uma plataforma multicêntrica internacional para ensaios clínicos, a fim de aumentar a validade dos resultados da investigação no que respeita à eficácia, segurança, valor translacional, relações dose-resposta e prova de princípio. Esta estratégia ajudará a ultrapassar os actuais obstáculos à transformação dos dados laboratoriais em terapêuticas para o AVC.[109]

Os avanços nas tecnologias das células estaminais e da genómica conduziram a uma terapia regenerativa para reconstruir redes neuronais e reparar neurónios danificados devido a um insulto isquémico.[157,109] O gene WIP1 é um regulador da sinalização Wnt e um alvo promissor para o desenvolvimento de medicamentos. Estudos em modelos de ratinhos mostraram que a supressão do WIP1 regula negativamente o processo de recuperação funcional do AVC após a lesão e que a presença deste gene regula a neurogénese através da ativação da sinalização β-Catenina/Wnt.[158] Do mesmo modo, o NB-3 (contactina-6) desempenha um papel vital na neuroprotecção, como demonstrado pela supressão do NB-3 em ratinhos após um AVC. Os ratinhos deficientes em NB-3 apresentaram um aumento dos danos cerebrais após o AVCi, o que também afectou o crescimento das neurites e a taxa de sobrevivência neuronal. Pensa-se que o NB-3 tem benefícios terapêuticos para o insulto isquémico.[159] Por conseguinte, o WIP1 e o NB-3 são candidatos promissores para futuros ensaios de medicamentos. Nos próximos anos, temos de realizar mais investigação neste vasto domínio para facilitar o desenvolvimento de medicamentos terapêuticos.[109]

Muitas substâncias encontradas na natureza têm-se revelado promissoras na luta contra o AVC e no seu tratamento. Para além de terem uma eficácia e segurança competitivas, podem ser fabricadas a um custo inferior ao dos medicamentos sintéticos. Uma substância natural que demonstrou benefícios neuroprotectores em modelos animais é o honokiol, que pode ajudar a reduzir o stress oxidativo e a suprimir as reacções inflamatórias.[160] Uma substância química que se revela promissora no tratamento do AVC é a gastrodina, derivada da planta Gastrodia elata. Após um insulto isquémico, aumentou a neurogénese e estimulou a sinalização Wnt que depende da β-Catenina, proporcionando neuroprotecção num modelo de rato. Além disso, protege as células progenitoras neurais de danos na função neuronal devido às suas acções antioxidantes. A segurança da Gastrodin foi demonstrada em estudos clínicos, tornando-a uma escolha potencial para a terapia do AVC no futuro.[161]

Seguindo os passos delineados por Utstein, os investigadores podem uniformizar os seus relatórios de estudos de AVC extra-hospitalar e identificar os principais componentes das ferramentas de tratamento. A Global Resuscitation Alliance (GRA), que supervisiona as melhores práticas, foi fundada em resultado da sua crescente popularidade. O principal objetivo da GRA é a simplificação dos cuidados no domínio do AVC, desde a admissão pré-hospitalar até à reabilitação e recuperação. Para uma transferência perfeita de serviços durante e após um ataque, desenvolveu 10 critérios. Procurou otimizar os cuidados pré-hospitalares e intra-hospitalares em caso de AVC, criou um registo de AVC, aumentou a sensibilização e a educação do público, defendeu a utilização de técnicas avançadas de neuroimagem e promoveu uma cultura de excelência. Foram também promovidas estratégias para o reconhecimento precoce do AVC pelos socorristas. Para melhorar o diagnóstico e o tratamento dos doentes com AVC em todo o mundo, a comunidade Utstein desenvolveu programas alargados.[162]

O objetivo de futuros ensaios clínicos deve ser descrever a recuperação e os resultados clínicos, para além de determinar a eficácia e a segurança dos medicamentos. As seguintes recomendações devem ser seguidas nos ensaios clínicos quando se testam tratamentos farmacêuticos para o processo de recuperação após um AVC.[163] Se for possível, os doentes devem ser incluídos no máximo duas semanas após o AVC. A investigação deve utilizar critérios para a análise de dados à escala mundial e a amostragem deve ser efectuada a partir de uma plataforma que inclua vários centros. É essencial uma compreensão completa dos mecanismos de ação dos medicamentos testados sobre as moléculas alvo. Para além das métricas primárias, é importante documentar as métricas secundárias, como o progresso diário da recuperação, a duração da reabilitação, a análise dos pontos finais do tratamento e quaisquer outros elementos que possam contribuir para o quadro geral. Utilizando tecnologia moderna em ensaios clínicos orientados por hipóteses, a investigação sobre cuidados com o AVC percorreu um longo caminho nos últimos anos e continuará a percorrê-lo.[109]

SITUAÇÃO ACTUAL E DESAFIOS NA ÍNDIA

Educação

Aumentar a sensibilização do público para o AVC é fundamental para reduzir o período de tempo em que os indivíduos procuram assistência numa instalação médica adequada. Um estudo que envolveu 524 doentes no Rajastão concluiu que um hospital de cuidados primários sem as necessárias capacidades de gestão do AVC transportou 12,8% destes indivíduos.[164] Cerca de 52% dos participantes tinham conhecimento de que o órgão envolvido era o cérebro; no entanto, apenas 2% tinham conhecimentos sobre trombólise. A duração média desde o início do AVC até à apresentação no hospital foi de 26 horas, com um desvio padrão de 2,6 horas. A distância média do hospital à sua residência foi de 66 km. Uma proporção significativa de indivíduos estava ciente do AVC; no entanto, apenas 7,5% receberam informações de profissionais de saúde. Consequentemente, embora a maioria dos indivíduos possuísse uma compreensão básica do AVC, apenas um número limitado reconheceu que a intervenção atempada numa unidade médica adequada pode melhorar significativamente os resultados.[165]

Rural-Urbano

A Índia representa uma complexa tapeçaria de nações dentro de uma única nação, apresentando desafios distintos devido às suas 22 línguas oficiais e a uma multiplicidade de diversidades étnicas, raciais e geográficas.[166,167] O registo de AVC de Ludhiana, no Norte da Índia, revelou uma disparidade notável nos factores de risco, como a hipertensão e a hiperlipidemia, entre as populações urbanas e rurais. A taxa de letalidade registada no sul da Índia (registo de Trivandrum) foi de 24,5% para a população urbana e de 37,1% para a população rural.[168] As populações rurais de ambos os registos de Ludhiana e Trivandrum apresentaram taxas elevadas de hemorragia. As zonas urbanas e as cidades metropolitanas, que albergam apenas 30% da população indiana, são os únicos locais onde estão disponíveis serviços de imagiologia. Consequentemente, esta limitação torna inviável a administração de trombólise aos restantes 70% da população. As disparidades regionais, particularmente a divisão rural-urbana, apresentam desafios significativos na formulação de um plano de ação nacional abrangente para a gestão do AVC.[169]

Modelo de cuidados de saúde na Índia

A Índia utiliza um modelo estruturado de prestação de cuidados de saúde caracterizado por um sistema de três níveis, que inclui os níveis primário, secundário e terciário de cuidados.[168] A gestão dos centros de saúde primários é predominantemente efectuada por médicos com um diploma MBBS; no entanto, muitos centros de saúde primários situados em regiões rurais não têm acesso a médicos. Os hospitais distritais constituem o segundo nível de cuidados de saúde, caracterizado por recursos reforçados, incluindo médicos e instalações médicas fundamentais. A presença de diversos níveis de acessibilidade aos cuidados de saúde resulta numa variabilidade dos cuidados prestados. A complexidade deste sistema é ainda agravada pela prevalência de prestadores de cuidados de saúde privados, cujos serviços são frequentemente inacessíveis do ponto de vista financeiro a uma parte significativa da população indiana. A divisão entre os modelos de prestação de cuidados de saúde públicos e privados tem um impacto significativo na acessibilidade e na capacidade de pagamento, apresentando desafios substanciais para a distribuição equitativa de cuidados de saúde óptimos a todos os indivíduos.[169]

Falta de mão de obra no tratamento do AVC agudo

Apesar de os médicos serem da maior importância, a equipa de AVC necessitaria também de serviços de ambulância bem equipados e rápidos, bem como de acesso a radiologia, profissionais paramédicos e de enfermagem com formação e instalações de reabilitação. Apesar do facto de os componentes acima mencionados serem obrigatórios, a situação real na Índia é muito diferente. Faltam serviços de ambulância uniformes, nacionalizados e rápidos; existe apenas um pequeno número de neurologistas (2300 neurologistas para 1,2 mil milhões de pessoas); e o crescimento das infra-estruturas de saúde, incluindo os serviços de radiologia, está excessivamente distorcido.[170] A maior parte dos cuidados em caso de AVC terá de ser prestada por médicos e outros profissionais de saúde devido ao número limitado de neurologistas disponíveis. Em consequência destes factores, o acesso aos cuidados agudos e ao acompanhamento contínuo para a prevenção primária e secundária é afetado negativamente. Uma vez que o médico de cuidados primários e o sistema de extensores médicos não estão tão bem desenvolvidos como poderiam estar, o acesso ao tratamento contínuo dos factores de risco vascular não é tão bom como poderia ser. Estes profissionais de saúde não têm formação adequada nem conhecimentos sobre o tratamento dos factores de risco vascular, a identificação dos sintomas e sinais de AVC ou os mais recentes avanços terapêuticos. Relativamente a estas questões, existe uma falta de compreensão significativa entre os doentes e o público em geral.[171,172]

Falta de cuidados de saúde acessíveis e económicos para o AVC

Essencialmente, o desafio é tornar os cuidados óptimos para o AVC acessíveis, económicos e aceitáveis para todos os indianos, independentemente das barreiras sociais, económicas e geográficas. Não existe um sistema de cobertura universal de seguros na Índia e a maioria dos doentes paga do seu bolso.[172]

O caminho a seguir e os desafios a enfrentar

A Associação Indiana de AVC e o governo devem criar em conjunto um programa nacional de sensibilização para o AVC. A formação em identificação e tratamento do AVC deve ser obrigatória para os médicos e os prestadores de cuidados de saúde primários. Os centros de saúde primários desempenham um papel importante devido à sua acessibilidade e popularidade nas zonas rurais da Índia, mas só podem prestar cuidados de saúde preventivos e educativos. Podem ajudar na deteção e encaminhamento do AVC, bem como na prevenção e reabilitação do AVC, na cadeia de sobrevivência do AVC. Os centros primários de AVC podem ser servidos por hospitais de nível distrital na Índia, uma vez que dispõem de instalações e pessoal superiores. As bases dos cuidados terciários e da referenciação em todos os estados podem ser desenvolvidas em centros de AVC abrangentes em escolas de medicina, instituições e grandes cadeias de hospitais públicos e privados. Os médicos podem ser mais bem utilizados no programa nacional de luta contra o AVC e pode ser criada uma força de trabalho suficiente, incluindo-os no âmbito do programa nacional de AVC. Os cuidados com o AVC seriam mais acessíveis ao público em geral se os médicos estivessem localizados mais perto da comunidade.[172] Uma caraterística importante da prestação de cuidados de saúde na Índia é o rácio entre os sectores público e privado. Atualmente, mais de 70% dos cuidados de saúde são administrados pelo sector privado. A integração do sector privado da saúde no sistema nacionalizado de cuidados de saúde exige uma abordagem global. Melhorar o acesso e a acessibilidade dos preços é um desafio significativo. Uma opção pode incluir a promoção da colaboração público-privada. As parcerias devem ser estabelecidas em condições adequadas para garantir a sustentabilidade e o desenvolvimento de ambos os sectores. A acessibilidade e a acessibilidade dos preços são factores determinantes que influenciam um paradigma de cuidados de saúde eficaz, especialmente num ambiente de recursos limitados como a Índia. A atual implementação do programa Modicare (Ayushman Bharat) visa identificar e garantir que pelo menos 30% da população indiana de classe socioeconómica mais baixa possa ter acesso a cuidados de saúde sofisticados e pagá-los. Este programa está atualmente a investigar parcerias público-privadas, com a expetativa de que os cuidados de saúde em caso de AVC estejam em breve operacionais. [173]

Embora tenha havido progressos, continua a existir a enorme tarefa de garantir a equidade na saúde e o acesso universal ao melhor tratamento para todos os doentes. Para tornar os medicamentos genéricos de alta qualidade mais acessíveis, foi criado um programa nacional chamado Pradhan Mantri Bhartiya Janaushadhi Pariyojana.[174,175] Alguns estados implementaram um programa chamado Mukhya Mantri Nishulk Dawa Yojana para fornecer medicamentos gratuitos (606 medicamentos importantes e que salvam vidas, 137 materiais cirúrgicos e 77 suturas) a qualquer doente que procure cuidados num hospital público.[172] Lançado pela Food Safety and Standards Authority of India, o Eat Right Movement procura motivar, inspirar e capacitar os indivíduos para melhorarem a sua saúde e bem-estar. Baseia-se em dois princípios principais: Comer de forma saudável e comer de forma segura.[175] A publicidade pública recentemente lançada para o programa Aaj Se Thoda Kam (pouco a pouco, a partir de hoje) tem sido objeto de grande agitação. Programas governamentais como o Dia Internacional do Ioga e o mais recente Movimento Fit India, que promove a atividade física e o desporto como parte da vida quotidiana, têm promovido ativamente a adaptação do estilo de vida. O consumo de tabaco e produtos afins em locais públicos é proibido por lei na Índia. A utilização ou venda de tabaco também é proibida num raio de cem metros de qualquer escola indiana. Todos estes programas ao nível do terreno para abordar os factores de risco do AVC necessitam de determinação política para serem executados.[173]

CUIDADOS A DOENTES COM AVC

Os cuidados com o AVC que envolvem a cadeia de sobrevivência do AVC são considerados a chave para o melhor resultado, consistindo na organização pré-hospitalar, intra-hospitalar e pós-hospitalar dos serviços de AVC, continuando com a prevenção secundária, a reabilitação gradual, as medidas de avaliação do resultado do AVC e uma avaliação de qualidade específica. Na Índia, existem atualmente disparidades notáveis em todo o país em termos de instalações, pessoal e processos.[172]

Avaliação e transporte pré-hospitalar

Existem muito poucos serviços de ambulância organizados e qualificados na Índia. Para chegar ao hospital, a maior parte dos doentes conduzem eles próprios ou alugam um carro. O 108 é um número de telefone de emergência gratuito para os 22 estados e 2 territórios da União da Índia, criado através de uma colaboração público-privada.[171] No entanto, o pessoal paramédico carece de formação para avaliar e tratar acidentes vasculares cerebrais agudos antes da hospitalização. Eles são treinados para atender emergências traumáticas, cardíacas e obstétricas. Não existem linhas de apoio ao AVC a nível nacional ou estatal, exceto em alguns hospitais privados ou de cuidados terciários.

O caminho a seguir

Um programa de AVC eficaz a nível nacional exige o desenvolvimento de um plano de cuidados sólido para os sistemas de AVC. Para melhorar o sistema de prestação de cuidados pré-hospitalares em caso de AVC, é necessário melhorar a utilização eficaz dos serviços de ambulância existentes, formando o pessoal paramédico na deteção de AVC agudo, criando uma linha de apoio ao AVC a nível nacional/estatal, criando um mapa de hospitais preparados para o AVC a nível estatal/distrital e notificando os serviços de urgência. O pessoal dos serviços de ambulância de emergência deve ser especificamente treinado para detetar o AVC, ativar o código de AVC e pré-notificar a chegada ao hospital mais próximo preparado para o AVC com a ajuda do mapa de AVC disponível. Este sistema deve também incluir vias e instruções claras sobre o encaminhamento das vítimas de AVC agudo em locais específicos. Devem ser definidas as áreas de influência de cada Centro Global de AVC (CSC) e Centro Primário de AVC (PSC). A criação de serviços de urgência especializados em hospitais distritais e centros terciários facilitará a implementação de protocolos de AVC nos actuais sistemas de saúde. As unidades móveis de AVC equipadas com tomografia computorizada (TC) representam um avanço significativo na gestão do AVC agudo, demonstrando um aumento nas taxas de trombólise intravenosa e uma redução no tempo de tratamento. No entanto, o elevado custo associado a estas unidades suscita preocupações quanto à sua relação custo-eficácia numa grande nação em desenvolvimento como a Índia. Na região nordeste do país, caracterizada pelo seu terreno distinto, foram aprovadas três unidades móveis de AVC no âmbito do Conselho Indiano de Investigação Médica. Estas unidades servem três distritos principais - Guwahati, Dibrugarh e Tezpur - abrangendo uma população aproximada de 1,2 milhões de pessoas. A iniciativa centra-se na melhoria da compreensão da população em geral relativamente à ativação de serviços médicos emergentes. Além disso, tem como objetivo capacitar o pessoal médico distrital e as faculdades de medicina nestes três distritos. Esta abordagem foi concebida para facilitar a comunicação atempada dos doentes às instalações adequadas para uma gestão eficaz. A Índia é o segundo maior e um dos mercados digitais em mais rápida expansão, com 1,2 mil milhões de assinaturas de telemóveis e 560 milhões de membros da Internet em 2018.[176] O aumento significativo da acessibilidade dos smartphones deverá encorajar o desenvolvimento de novas aplicações de AVC capazes de identificar AVC e de encaminhar os doentes para linhas de apoio ou hospitais preparados para o AVC.

DIAGNÓSTICO DIFERENCIAL[177]

O diagnóstico diferencial do AVC isquémico inclui o seguinte:

- Enxaqueca complicada
- Toxicidade dos medicamentos
- Abcesso intracraniano
- Hemorragia intracraniana
- Tumor intracraniano
- Hiperglicemia
- Hipoglicemia
- Encefalopatia hipertensiva
- Anomalias metabólicas
- Perturbações do movimento
- Esclerose múltipla
- Convulsão
- Sépsis
- Síncope
- Encefalopatia de Wernicke

PROGNÓSTICO

O prognóstico do AVC desempenha um papel crucial na orientação das estratégias de tratamento e na educação dos doentes e dos prestadores de cuidados relativamente aos possíveis resultados. O prognóstico requer uma avaliação abrangente de múltiplos factores, incluindo o tipo de AVC, a sua gravidade, o grau de défices neurológicos, as comorbilidades existentes e a resposta do doente ao tratamento. Os instrumentos de previsão, como as escalas clínicas e as técnicas de imagiologia, ajudam a prever os resultados, como a incapacidade funcional, a mortalidade e a probabilidade de recorrência. A intervenção e a reabilitação atempadas desempenham um papel crucial na determinação do prognóstico, sublinhando a necessidade de atenção médica imediata e de cuidados adaptados. Enquanto alguns indivíduos podem atingir uma recuperação completa, outros podem deparar-se com incapacidades ou complicações duradouras. O prognóstico do AVC realça a importância de uma abordagem multidisciplinar, da monitorização contínua e do apoio para melhorar os resultados e elevar a qualidade de vida dos indivíduos afectados e das suas famílias. [178,179]

AVC NA ÍNDIA JOVEM

O acidente vascular cerebral (AVC) na infância é uma condição médica pouco comum, mas significativa, que afecta indivíduos com idades compreendidas entre os 29 dias e os 18 anos, e está associada a taxas elevadas de morbilidade e mortalidade. Os factores de risco na população pediátrica são multifactoriais e diferem dos observados nos adultos.[180]

De acordo com um estudo, o AVC na infância pode ser classificado em vários tipos, que são os seguintes[180]

1. AVC isquémico vs AVC hemorrágico
2. AVC arterial vs. AVC venoso
3. AVC de circulação anterior vs. AVC de circulação posterior

CAUSAS DE AVC EM CRIANÇAS [181]

TABELA 1: ACIDENTE VASCULAR CEREBRAL ISQUÉMICO EM CRIANÇAS[181]

CARDIOEMBÓLICA		*VASCULITE*		*OUTROS*	
Comum	***Menos comum***	***Comum***	***Menos comum***	***Comum***	***Menos comum***
Doença cardíaca reumática	Forame oval patente	Infecções	Poliarterite nodosa	Doença vascular otica aterosclerótica	MELAS
Válvula protética	Mixoma e outros tumores	Síndrome dos anticorpos antifosfolípidos	Arterite de Takayasu	Dissecção arterial	Estados protrombóticos
Fibrilhação auricular	Enfarte agudo do miocárdio	Lúpus eritematoso sistémico	Granulomatose de Wegener		Doença das células falciformes
Endocardite bacteriana	Prolapso da válvula mitral				Deficiência de proteína C/S
	Defeitos do septo auricular e ventricular				Displasia fibromuscular
					Policitemia vera Deficiência de antitrombina III
					Paroxística Noturno Hemoglobinúria CADASIL e CARASIL

					Doença de Fabry Familiar hipercolesterolemia
					Trombofilia
					Hiper-homocitemia
					Enxaqueca
					Hipertiroidismo

QUADRO 2: ACIDENTE VASCULAR CEREBRAL HEMORRÁGICO EM CRIANÇAS[181]

S.NO.	COMUM	MENOS COMUM
1.	Malformações arteriovenosas	Síndrome de Moya moya
2.	Aneurismas saculares	Arterite (séptica ou micótica)
3.	Perturbações hemorrágicas	Tumores intracerebrais
4.	Anticoagulantes	Abuso de substâncias como a cocaína

QUADRO 3: ACIDENTE VASCULAR CEREBRAL VENOSO EM CRIANÇAS[181]

S.NO.	COMUM	MENOS COMUM
1.	Gravidez	Estados protrombóticos
2.	Pós-parto	Doenças dos glóbulos vermelhos
3.	Desidratação	Doença de Bechet
4.	Contracetivo oral	Doença do tecido conjuntivo
5.	Outros estados protrombóticos	

IMPORTÂNCIA DE IDENTIFICAR O AVC EM CRIANÇAS

Até 2050, prevê-se que 80% de todos os AVC ocorram em países em desenvolvimento.[182,183] É interessante notar que a amostra da investigação de Calcutá era composta maioritariamente por pessoas mais jovens (>80% tinham menos de 60 anos) que estão a trabalhar. Quando o principal ganha-pão de uma família sofre um AVC, o bem-estar da família pode ser muito afetado.[184] De acordo com a investigação indiana, as pessoas com menos de 40 anos são responsáveis por 10% a 15% de todos os acidentes vasculares cerebrais.[185] Calcula-se que a idade média dos doentes com AVC nos países subdesenvolvidos seja 15 anos mais jovem do que nos países industrializados.[186,187] Na Índia, cerca de um quinto dos doentes com o primeiro

AVC admitidos nos hospitais têm menos de 40 anos.[188] No entanto, no Registo de AVC de Trivandrum, apenas 3,8% dos AVC incidentes ocorreram em pessoas com menos de 40 anos, 9,5% em pessoas com menos de 50 anos e 18,1% em pessoas com menos de 55 anos.[189] Estes resultados são bastante comparáveis aos de outra investigação de base comunitária do nordeste da Índia e aos de países industrializados.[190] A incidência relatada de AVC nos jovens parece ser principalmente um artefacto da deteção de casos em hospitais.[191]

QUADRO 4: ESTUDOS BASEADOS EM PROVAS

AUTOR	TIPO DE ESTUDO	RESULTADO	COMENTÁRIOS
Abraham et al.,[192] 1970, Vellore	Rural e urbano, baseado na comunidade, prevalência de todos os AVC	Prevalência: 56.9/100,000	25% dos doentes com AVC tinham menos de 40 anos de idade.
Bansal et al.,[193] 1975, Rohtak	Estudo urbano, de base comunitária, prevalência de todos os AVC	População: 79.046Prevalência: 44/100,000	
GourieDevi et al.,[194] 1987, Karnataka	Estudo rural, de base comunitária, prevalência de todos os AVC	População: 57.660Prevalência: 52/100,000	
Razdan et al.,[195] 1989, Caxemira	Estudo rural, de base comunitária, prevalência de todos os AVC	População: 63.645Prevalência: 143/100,000	10,9% do grupo etário 15-39 anos (taxa de prevalência 41/100.000)
Dalal et al.,[196] 1989, Mumbai	Estudo urbano, baseado em hospitais, 1963-1968 e 1978-1982	A taxa de mortalidade dos casos passou de 32 para 12% durante este período	Estudado apenas no AVC jovem
Nagaraja et al.,[197] 2009, Bangalore	Hospitalar, todos os tipos de AVC	1174 doentes	18% com menos de 40 anos de idade
S. Kaul et al.,[198] 2009, Hyderabad	Base hospitalar, 2001-2005, todos os tipos de AVC	Incidência anual de AVC 145/100.000	10-15% dos acidentes vasculares cerebrais em jovens

CAPÍTULO -5

CONCLUSÃO

Para tratar o grande fardo do AVC na Índia, são obrigatórios sistemas inovadores de tratamento do AVC que sejam simultaneamente rentáveis e centrados na Índia. O desenvolvimento e a implementação de um plano nacional de AVC é uma necessidade absoluta. Um dos aspectos mais importantes deste plano é garantir que todos os doentes elegíveis para terapia de reperfusão recebam o melhor tratamento possível atualmente disponível. No entanto, outras actividades, como a participação do pessoal de saúde do sector público, a preparação dos hospitais, as considerações legais e orçamentais, etc., são essenciais para o sucesso na melhoria do acesso a cuidados óptimos para o AVC. Os vários aspectos dos sistemas de cuidados no domínio do AVC têm de ser reforçados ao ponto de poderem resistir às tempestades de resistência às melhorias do paradigma de prestação de cuidados de saúde na Índia. Embora as estratégias utilizadas para resolver este estrangulamento estejam no âmbito da saúde pública e da educação, é muito provável que existam variações significativas a nível local e regional. A Índia constitui um desafio único devido ao grande número de distinções culturais, étnicas e geográficas que existem dentro das suas fronteiras. No entanto, é obrigatório ultrapassar este obstáculo para ter sucesso na prestação de cuidados óptimos em caso de AVC.

CAPÍTULO -6

BIBLIOGRAFIA

- Colaboradores G, Feigin VL, Nguyen G, Cercy K, Johnson CO, Alam T, Parmar PG, Abajobir AA, Abate KH, Abd-Allah F, Abejie AN. Global, regional, and country-specific lifetime risks of stroke, 1990 and 2016. N Engl J Med. 2018;379(25):2429-37.
- Um grupo de trabalho sobre reanimação cerebral de emergência... Reanimação cerebral de emergência. Annals of internal medicine. 1995 Abr 15;122(8):622-7.
- Abdullah AR, Smith EE, Biddinger PD, Kalenderian D, Schwamm LH. A notificação hospitalar antecipada por EMS em AVC agudo está associada a um menor tempo de tomografia computadorizada e a uma maior probabilidade de administração de ativador do plasminogénio tecidular. Prehospital emergency care. 2008 Jan 1;12(4):426-31.
- Rosamond WD, Folsom AR, Chambless LE, Wang CH, McGovern PG, Howard G, Copper LS, Shahar E. Stroke incidence and survival among middle-aged adults: 9-year follow-up of the Atherosclerosis Risk in Communities (ARIC) cohort. Stroke. 1999 Apr;30(4):736-43.
- Membros do grupo de redação, Thom T, Haase N, Rosamond W, Howard VJ, Rumsfeld J, Manolio T, Zheng ZJ, Flegal K, O'Donnell C, Kittner S. Heart disease and stroke statistics-2006 update: a report from the American Heart Association Statistics Committee and Stroke Statistics Subcommittee. Circulation. 2006 Feb 14;113(6):e85-151.
- Jones SP, Baqai K, Clegg A, Georgiou R, Harris C, Holland EJ, Kalkonde Y, Lightbody CE, Maulik PK, Srivastava PM, Pandian JD. Stroke in India: A systematic review of the incidence, prevalence, and case fatality. International Journal of Stroke. 2022 Feb;17(2):132-40.
- Dalal PM, Malik S, Bhattacharjee M, Trivedi ND, Vairale J, Bhat P, Deshmukh S, Khandelwal K, Mathur VD. Population-based stroke survey in Mumbai, India: incidence and 28-day case fatality. Neuroepidemiology. 2008 Oct 20;31(4):254-61.
- Singh S, Kate M, Samuel C, Kamra D, Kaliyaperumal A, Nandi J, Khatter H, Sharma M, Pandian J. Rural stroke surveillance and establishment of acute stroke care pathway using frontline health workers in rural northwest India: the Ludhiana experience. Neuroepidemiologia. 2021 Jul 16;55(4):297-305.
- Kamalakannan S, Gudlavalleti AS, Gudlavalleti VS, Goenka S, Kuper H. Incidência e prevalência de AVC na Índia: A systematic review. Jornal Indiano de Investigação Médica. 2017 Ago 1;146(2):175-85.
- Kaur P, Verma SJ, Singh G, Bansal R, Paul BS, Singla M, Singh S, Samuel CJ, Sharma M, Pandian JD. Stroke profile and outcome between urban and rural regions of

Northwest India: data from Ludhiana population-based stroke registry. European Stroke Journal. 2017 Dec;2(4):377-84.

- Ray BK, Hazra A, Ghosal M, Banerjee T, Chaudhuri A, Singh V, Das SK. Early and delayed fatality of stroke in Kolkata, India: results from a 7-year longitudinal population-based study. Journal of Stroke and Cerebrovascular Diseases. 2013 May 1;22(4):281-9.
- Rothwell PM, Coull AJ, Giles MF, Howard SC, Silver LE, Bull LM, Gutnikov SA, Edwards P, Mant D, Sackley CM, Farmer A. Change in stroke incidence, mortality, case-fatality, severity, and risk factors in Oxfordshire, UK from 1981 to 2004 (Oxford Vascular Study). The Lancet. 2004 Jun 12;363(9425):1925-33.
- Kolominsky-Rabas PL, Sarti C, Heuschmann PU, Graf C, Siemonsen S, Neundoerfer B, Katalinic A, Lang E, Gassmann KG, Von Stockert TR. A prospective community-based study of stroke in Germany-the Erlangen Stroke Project (ESPRO) incidence and case fatality at 1, 3, and 12 months. Stroke. 1998 Dec;29(12):2501-6.
- Bhattacharya S, Saha SP, Basu A, Das SK. A 5 years prospective study of incidence, morbidity and mortality profile of stroke in a rural community of eastern India. Journal of the Indian Medical Association. 2005 Dec 1;103(12):655-9.
- Ke C, Gupta R, Xavier D, Prabhakaran D, Mathur P, Kalkonde YV, Kolpak P, Suraweera W, Jha P, Allarakha S, Basavarajappa D. Divergent trends in ischaemic heart disease and stroke mortality in India from 2000 to 2015: a nationally representative mortality study. The Lancet Global Health. 2018 Aug 1;6(8):e914-23.
- Wu S, Wu BO, Liu M, Chen Z, Wang W, Anderson CS, Sandercock P, Wang Y, Huang Y, Cui L, Pu C. Stroke in China: advances and challenges in epidemiology, prevention, and management. The Lancet Neurology. 2019 Apr 1;18(4):394-405.
- Banerjee TK, Das SK. Cinquenta anos de investigação sobre o AVC na Índia. Anais da Academia Indiana de Neurologia. 2016 Jan 1;19(1):1-8.
- Appelros P, Stegmayr B, Terént A. Sex differences in stroke epidemiology: a systematic review. Stroke. 2009 Apr 1;40(4):1082-90.
- Bhattacharya S, Saha SP, Basu A, Das SK. A 5 years prospective study of incidence, morbidity and mortality profile of stroke in a rural community of eastern India. Journal of the Indian Medical Association. 2005 Dec 1;103(12):655-9.
- Das SK, Banerjee TK, Biswas A, Roy T, Raut DK, Mukherjee CS, Chaudhuri A, Hazra A, Roy J. A prospective community-based study of stroke in Kolkata, India. Stroke. 2007 Mar 1.
- Pandian JD, Singh G, Kaur P, Bansal R, Paul BS, Singla M, Singh S, Samuel CJ, Verma SJ, Moodbidri P, Mehmi G. Incidência, resultados a curto prazo e distribuição espacial de pacientes com AVC em Ludhiana, Índia. Neurology. 2016 Feb 2;86(5):425-33.

- Sridharan SE, Unnikrishnan JP, Sukumaran S, Sylaja PN, Nayak SD, Sarma PS, Radhakrishnan K. Incidência, tipos, factores de risco e resultados do AVC num país em desenvolvimento: o Trivandrum Stroke Registry. Stroke. 2009 Apr 1;40(4):1212-8.
- Banerjee TK, Das SK. Cinquenta anos de investigação sobre o AVC na Índia. Anais da Academia Indiana de Neurologia. 2016 Jan 1;19(1):1-8.
- Srivastava MP, Bhatia R, Vishnu VY, Goyal M. Fluxo de trabalho essencial e medidas de desempenho para otimizar o tratamento do AVC isquémico agudo na Índia. Stroke. 2020 Jul;51(7):1969-77.
- Alrabghi L, Alnemari R, Aloteebi R, Alshammari H, Ayyad M, Al Ibrahim M, Alotayfi M, Bugshan T, Alfaifi A, Aljuwayd H. Stroke types and management. Int J Community Med Public Heal. 2018 Sep;5(9):3715-9.
- Banerjee TK, Das SK. Cinquenta anos de investigação sobre o AVC na Índia. Anais da Academia Indiana de Neurologia. 2016 Jan 1;19(1):1-8.
- Kamalakannan S, Gudlavalleti AS, Gudlavalleti VS, Goenka S, Kuper H. Incidência e prevalência de AVC na Índia: A systematic review. Jornal Indiano de Investigação Médica. 2017 Ago 1;146(2):175-85.
- Banerjee TK, Mukherjee CS, Sarkhel A. Stroke in the urban population of Calcutta-an epidemiological study. Neuroepidemiology. 2001 Aug 3;20(3):201-7.
- Mukhopadhyay A, Sundar U, Adwani S, Pandit D. Prevalence of stroke and post-stroke cognitive impairment in the elderly in Dharavi, Mumbai (Prevalência de acidente vascular cerebral e défice cognitivo pós-acidente vascular cerebral nos idosos em Dharavi, Bombaim). The Journal of the Association of Physicians of India (Jornal da Associação de Médicos da Índia). 2012 Oct 1;60:29-32.
- Dhamija RK, Aggarwal A, Saluja A, Parihar J, Garg D. Emerging trends in stroke epidemiology in Indian women over the last decade. Neurologia Índia. 2022 Jan 1;70(1):315-8.
- Joseph J, Varkey BP, Varghese A, Mathews E, Dhandapani M, Sharma SK, Shah S, Narasimha VL, Renjith V, Dhandapani S, Manjula GB. Age, gender, and regional variations in stroke epidemiology in India (Idade, género e variações regionais na epidemiologia do AVC na Índia): A systematic review and meta-analysis. Indian Journal of Community and Family Medicine. 2024 Jan 1;10(1):7-17.
- Hedau VN, Patil T. Mounting Stroke Crisis in India (Crise de AVC na Índia): A Systematic Review. Cureus. 2024 Mar;16(3).
- Feigin VL, Brainin M, Norrving B, Martins S, Sacco RL, Hacke W, Fisher M, Pandian J, Lindsay P. World Stroke Organization (WSO): global stroke fact sheet 2022. Jornal Internacional do AVC. 2022 Jan;17(1):18-29.

- Behera, D.K., Rahut, D.B. & Mishra, S. Analyzing stroke burden and risk factors in India using data from the Global Burden of Disease Study. Sci Rep 14, 22640 (2024).
- Rangamani S, Huliyappa D, Kulothungan V, Saravanan S, Murugan PK, Mahadevan R, Packiaseeli CR, Bobby E, Sunitha K, Mallick AK, Nayak SD. Incidência de AVC, mortalidade, subtipos em populações rurais e urbanas em cinco áreas geográficas da Índia (2018-2019): resultados do Programa Nacional de Registro de AVC. The Lancet Regional Health-Southeast Asia. 2024 Abr 1;23.
- Das SK, Banerjee TK, Biswas A, Roy T, Raut DK, Mukherjee CS, Chaudhuri A, Hazra A, Roy J. A prospective community-based study of stroke in Kolkata, India. Stroke. 2007 Mar 1.
- Pandita R, Patel R. A scoping review in Indian post-stroke patients. Scripta Medica. 2023 Dec 21;54(4):413-8.
- Kalita J, Bharadwaz MP, Aditi A. Prevalência, factores contribuintes e implicações económicas dos acidentes vasculares cerebrais em adultos mais velhos: um estudo do Nordeste da Índia. Scientific Reports. 2023 Oct 6;13(1):16880.
- Sharma P. Proposed Model to Improve Acute Stroke Care in Central India (Modelo proposto para melhorar os cuidados de AVC agudo na Índia Central). Indian Journal of Neurosurgery. 2023 Dez;12(03):265-8.
- Srivastava MP, Mehndiratta MM, Kaul S, Ichaporia NR, Sylaja PN, Pradeep M, Alurkar A, Arjundas D, Roy J, Pandian J, Sundaram SM. Expert Consensus on Improving Stroke Care Ecosystem in India (Consenso de peritos sobre a melhoria do ecossistema de cuidados de AVC na Índia). Journal of Stroke Medicine. 2024 Jun;7(1):30-44.
- Ram CV, Kumar S, Renjen PN, Kumar GP, Swaminathan J, Reddy CR, Kondati S, Sharma M, Selvan VA, Sundaram M, Vasudevan A. Risk factors predisposing to acute stroke in India: a prospective study. Jornal de hipertensão. 2021 Nov 1;39(11):2183-9.
- Srivastava MP, Bhatia R, Vishnu VY, Goyal M. Fluxo de trabalho essencial e medidas de desempenho para otimizar o tratamento do AVC isquémico agudo na Índia. Stroke. 2020 Jul;51(7):1969-77.
- Kuriakose D, Xiao Z. Pathophysiology and treatment of stroke: present status and future perspectives. Revista internacional de ciências moleculares. 2020 Oct 15;21(20):7609.
- Phipps MS, Cronin CA. Gestão do acidente vascular cerebral isquémico agudo. Bmj. 2020 Feb 13;368.
- GG SK, Nagesh CP. Acidente vascular cerebral isquémico agudo: uma revisão da imagiologia, seleção de doentes e gestão na era endovascular. Parte II: Seleção do doente, trombectomia endovascular e gestão pós-procedimento. Revista de Radiologia Clínica Intervencionista ISVIR. 2018 Dec;2(03):169-83.

- Peisker T, Koznar B, Stetkarova I, Widimsky P. Terapia do AVC agudo: uma revisão. Tendências em medicina cardiovascular. 2017 Jan 1;27(1):59-66.
- Widimsky P, Snyder K, Sulzenko J, Hopkins LN, Stetkarova I. Acidente vascular cerebral isquémico agudo: avanços recentes no tratamento de reperfusão. European Heart Journal. 2023 Apr 7;44(14):1205-15.
- Powers WJ, Rabinstein AA, Ackerson T, Adeoye OM, Bambakidis NC, Becker K, Biller J, Brown M, Demaerschalk BM, Hoh B, Jauch EC. Diretrizes para o manejo precoce de pacientes com AVC isquêmico agudo: atualização de 2019 para as diretrizes de 2018 para o manejo precoce do AVC isquêmico agudo: uma diretriz para profissionais de saúde da American Heart Association / American Stroke Association. Stroke. 2019 Dec;50(12):e344-418.
- Barthels D, Das H. Current advances in ischemic stroke research and therapies (Avanços actuais na investigação e nas terapias do AVC isquémico). Biochimica et Biophysica Ata (BBA)-Molecular Basis of Disease. 2020 Abr 1;1866(4):165260.
- Mendelson SJ, Prabhakaran S. Diagnosis and management of transient ischemic attack and acute ischemic stroke: a review. Jama. 2021 Mar 16;325(11):1088-98.
- Bustamante A, Garcia-Berrocoso T, Rodriguez N, Llombart V, Ribo M, Molina C, Montaner J. Ischemic stroke outcome: A review of the influence of post-stroke complications within the different scenarios of stroke care. Revista Europeia de Medicina Interna. 2016 Apr 1;29:9-21.
- Johansen MC. O futuro do diagnóstico do AVC isquémico e uma revisão das etiologias sub-reconhecidas do AVC isquémico. Neurotherapeutics. 2023 Abr 1;20(3):613-23.
- Méndez-Gallardo JJ, Méndez B, Cano-Nigenda V, Farington-Terrero EY, Manrique-Otero D, Castellanos-Pedroza E, Merino JG, Arauz A. Update on the management of acute stroke. Um guia clínico prático. Revista mexicana de neurociencia. 2020 Aug;21(4):163-77.
- Alkhatib O, Alahmar A. A literature review on length of stay prediction for stroke patients using machine learning and statistical approaches. arXiv preprint arXiv:2201.00005. 30 de dezembro de 2021.
- Sirsat MS, Fermé E, Camara J. Machine learning for brain stroke: a review. Jornal de AVC e Doenças Cerebrovasculares. 2020 Oct 1;29(10):105162.
- Guo Y, Li P, Guo Q, Shang K, Yan D, Du S, Lu Y. Fisiopatologia e biomarcadores no AVC isquémico agudo - uma revisão. Revista Tropical de Investigação Farmacêutica. 2013;12(6):1097-105.
- Siow I, Lee KS, Zhang JJ, Saffari SE, Ng A, Young B. Acidente vascular cerebral como complicação neurológica da COVID-19: uma revisão sistemática e meta-análise da incidência, resultados e factores de previsão. Jornal de Acidente Vascular Cerebral e Doenças Cerebrovasculares. 2021 Mar 1;30(3):105549.

- Gibson LM, Whiteley W. The differential diagnosis of suspected stroke: a systematic review. O jornal do Royal College of Physicians of Edinburgh. 2013 Jan 1;43(2):114-8.
- Potla N, Ganti L. Tenecteplase vs. alteplase para o AVC isquémico agudo: uma revisão sistemática. Revista internacional de medicina de emergência. 2022 Dez;15(1):1
- Tsao CW, Aday AW, Almarzooq ZI, Anderson CA, Arora P, Avery CL, Baker-Smith CM, Beaton AZ, Boehme AK, Buxton AE, Commodore-Mensah Y. Estatísticas de doenças cardíacas e AVC - atualização de 2023: um relatório da American Heart Association. Circulação. 2023 Feb 21;147(8):e93-621.
- Burton B, Isaacs M, Brogan E, Shrubsole K, Kilkenny MF, Power E, Godecke E, Cadilhac DA, Copland D, Wallace SJ. An updated systematic review of stroke clinical practice guidelines to inform aphasia management. Revista Internacional de AVC. 2023 Out;18(9):1029-39.
- Membros do Grupo de Redação, Lloyd-Jones D, Adams R, Carnethon M, De Simone G, Ferguson TB, Flegal K, Ford E, Furie K, Go A, Greenlund K. Heart disease and stroke statistics-2009 update: a report from the American Heart Association Statistics Committee and Stroke Statistics Subcommittee. Circulation. 2009 Jan 27;119(3):e21-181.
- Carandang R, Seshadri S, Beiser A, Kelly-Hayes M, Kase CS, Kannel WB, Wolf PA. Trends in incidence, lifetime risk, severity, and 30-day mortality of stroke over the past 50 years. Jama. 2006 Dec 27;296(24):2939-46.
- Sharma P. Proposed Model to Improve Acute Stroke Care in Central India (Modelo proposto para melhorar os cuidados de AVC agudo na Índia Central). Indian Journal of Neurosurgery. 2023 Dez;12(03):265-8.
- Jones SP, Baqai K, Clegg A, Georgiou R, Harris C, Holland EJ, Kalkonde Y, Lightbody CE, Maulik PK, Srivastava PM, Pandian JD. Stroke in India: A systematic review of the incidence, prevalence, and case fatality. International Journal of Stroke. 2022 Feb;17(2):132-40.
- Kuybu O, Javalkar V, Amireh A, Kaur A, Kelley RE, Cuellar-Saenz HH, Sharma P. Implicações da utilização de trombectomia mecânica no resultado da oclusão de grandes vasos após os ensaios de referência de 2015. Jornal de Cirurgia NeuroIntervencionista. 2021 Jan 1;13(1):4-7.
- Srivastava MP, Bhatia R, Vishnu VY, Goyal M. Fluxo de trabalho essencial e medidas de desempenho para otimizar o tratamento do AVC isquémico agudo na Índia. Stroke. 2020 Jul;51(7):1969-77.
- Karenberg A. Revisão histórica: capítulos selecionados de uma história do AVC. Investigação e prática neurológica. 2020 Dez 1;2(1):34.

- Karenberg A, Leitz C. Headache in magical and medical papyri of ancient Egypt. Cephalalgia. 2001 Nov;21(9):911-6.
- McHenry Jr LC. A history of stroke. Revista internacional de neurologia. 1981;15(3-4):314-26.
- Quest DO. Acidente vascular cerebral: uma história selectiva. Neurosurgery. 1990 Sep 1;27(3):440-5.
- Van Gijn J, Hankey GJ, Macleod M, Goreleck PB, Chen C, Caprio FZ, Mattle H. Development of knowledge about cerebrovascular disease. Warlow's Stroke: Practical Management. 2019 Jan 22:4202338.
- Rose FC. A neurologia da Grécia antiga - uma visão geral. Journal of the History of the Neurosciences. 1994 Oct 1;3(4):237-60.
- Finger S. Origins of neuroscience: a history of explorations into brain function. Oxford University Press; 2001.
- Moog FP, Karenberg A. Aristóteles sobre o acidente vascular cerebral. Sudhoffs Archiv. 2006;90(1):123-4.
- Pound P, Bury M, Ebrahim S. Da apoplexia ao acidente vascular cerebral. Idade e envelhecimento. 1997 Sep 1;26(5):331-7.
- Storey CE, Pols H. Uma história da doença cerebrovascular. Manual de neurologia clínica. 2009 Jan 1;95:401-15.
- Clarke E. Apoplexia nos escritos hipocráticos. Boletim da História da Medicina. 1963 Jul 1;37(4):301-14.
- Patsioti JG, Rose FC. O que os gregos queriam dizer? Journal of the History of the Neurosciences. 1995 Mar 1;4(1):67-76.
- Rocca J. Galeno sobre o cérebro: Conhecimento anatómico e especulação fisiológica no século II d.C. Brill; 2003 Feb 1.
- Walusinski O. Jean-Andre Rochoux (1787-1852), um médico filósofo no início da neurologia vascular. Revue Neurologique. 2017 Nov 1;173(9):532-41.
- Paciaroni M, Bogousslavsky J. Como é que o AVC se tornou de interesse para os neurologistas? Uma saga lenta do século XIX. Neurology. 2009 Sep 1;73(9):724-8.
- Bruetsch WL. Richard Bright (1789-1858) e apoplexia. Transacções da Associação Americana de Neurologia. 1971 Jan 1;96:213-5.
- Schutta HS. Observações de Richard Bright sobre doenças do sistema nervoso devidas a inflamação. Journal of the History of the Neurosciences. 2018 Abr 3;27(2):165-85.
- Fields WS, Lemak NA, Fields WS. A history of stroke: its recognition and treatment. Oxford University Press; 1989.

- Caplan LR. Cerebrovascular disease: historical background, with an eye to the future. Cleveland Clinic journal of medicine. 2004 Jan 1;71:S22-4.
- Licht S. Uma história da sua reabilitação-Walter J Zeiter Lacture. Arch Phys Med Rehab. 1973;54:10-8.
- Johnson CO, Nguyen M, Roth GA, Nichols E, Alam T, Abate D, Abd-Allah F, Abdelalim A, Abraha HN, Abu-Rmeileh NM, Adebayo OM. Carga global, regional e nacional do AVC, 1990-2016: uma análise sistemática para o Global Burden of Disease Study 2016. The Lancet Neurology. 2019 May 1;18(5):439-58.
- Kelly-Hayes M. Influence of age and health behaviors on stroke risk: lessons from longitudinal studies (Influência da idade e dos comportamentos de saúde no risco de AVC: lições de estudos longitudinais). Journal of the American Geriatrics Society. 2010 Oct;58:S325-8.
- Boehme AK, Esenwa C, Elkind MS. Factores de risco de AVC, genética e prevenção. Circulation research. 2017 Feb 3;120(3):472-95.
- Appelros P, Stegmayr B, Terént A. Sex differences in stroke epidemiology: a systematic review. Stroke. 2009 Apr 1;40(4):1082-90.
- Reeves MJ, Bushnell CD, Howard G, Gargano JW, Duncan PW, Lynch G, Khatiwoda A, Lisabeth L. Sex differences in stroke: epidemiology, clinical presentation, medical care, and outcomes. The Lancet Neurology. 2008 Oct 1;7(10):915-26.
- Stuart-Shor EM, Wellenius GA, DelloIacono DM, Mittleman MA. Gender differences in presenting and prodromal stroke symptoms. Stroke. 2009 Apr 1;40(4):1121-6.
- Girijala RL, Sohrabji F, Bush RL. Sex differences in stroke: review of current knowledge and evidence (Diferenças de sexo no AVC: revisão dos conhecimentos e provas actuais). Vascular medicine. 2017 Abr;22(2):135-45.
- Chen JC. Geographic determinants of stroke mortality: role of ambient air pollution. Stroke. 2010 May 1;41(5):839-41.
- Zhang FL, Guo ZN, Wu YH, Liu HY, Luo Y, Sun MS, Xing YQ, Yang Y. Prevalência de AVC e factores de risco associados: um estudo transversal de base populacional no nordeste da China. BMJ open. 2017 Sep 1;7(9):e015758.
- Kiefe CI, Williams OD, Bild DE, Lewis CE, Hilner JE, Oberman A. Regional disparities in the incidence of elevated blood pressure among young adults: the CARDIA study. Circulation. 1997 Aug 19;96(4):1082-8.
- Ishii M. Sexto relatório do Comité Nacional Conjunto para a Prevenção, Deteção, Avaliação e Tratamento da Hipertensão Arterial e Diretrizes da Organização Mundial de Saúde e da Sociedade Internacional de Hipertensão de 1999 para o tratamento da hipertensão. Nihon rinsho. Revista japonesa de medicina clínica. 2000 Jan;58:267-75.

- Addo J, Ayerbe L, Mohan KM, Crichton S, Sheldenkar A, Chen R, Wolfe CD, McKevitt C. Socioeconomic status and stroke: an updated review. Stroke. 2012 Apr;43(4):1186-91.
- Sandel ME, Wang H, Terdiman J, Hoffman JM, Ciol MA, Sidney S, Quesenberry C, Lu Q, Chan L. Disparidades na reabilitação do AVC: resultados de um estudo num sistema de saúde integrado no norte da Califórnia. PM&R. 2009 Jan 1;1(1):29-40.
- Wang YL, Wu D, Nguyen-Huynh MN, Zhou Y, Wang CX, Zhao XQ, Liao XL, Liu LP, Wang YJ, Investigadores do Estudo de Prevenção de Recorrências de AVC na China (PRESS-China). Gestão antitrombótica do AVC isquémico e do ataque isquémico transitório na China: A consecutive cross-sectional survey. Clinical and Experimental Pharmacology and Physiology (Farmacologia e Fisiologia Clínica e Experimental). 2010 Aug;37(8):775-81.
- Arrich J, Müllner M, Lalouschek W, Greisenegger S, Crevenna R, Herkner H. Influence of socioeconomic status and gender on stroke treatment and diagnostics. Stroke. 2008 Jul 1;39(7):2066-72.
- Kerr GD, Higgins P, Walters M, Ghosh SK, Wright F, Langhorne P, Stott DJ. Socioeconomic status and transient ischaemic attack/stroke: a prospective observational study. Cerebrovascular Diseases. 2011 Nov 25;31(2):130-7.
- Woodruff TM, Thundyil J, Tang SC, Sobey CG, Taylor SM, Arumugam TV. Fisiopatologia, tratamento e modelos animais e celulares do AVC isquémico humano. Molecular neurodegeneration. 2011 Dec;6:1-9.
- Broughton BR, Reutens DC, Sobey CG. Apoptotic mechanisms after cerebral ischemia. Stroke. 2009 May 1;40(5):e331-9.
- Kuriakose D, Xiao Z. Pathophysiology and treatment of stroke: present status and future perspectives. Revista internacional de ciências moleculares. 2020 Oct 15;21(20):7609.
- Gelderblom M, Leypoldt F, Steinbach K, Behrens D, Choe CU, Siler DA, Arumugam TV, Orthey E, Gerloff C, Tolosa E, Magnus T. Temporal and spatial dynamics of cerebral immune cell accumulation in stroke. Stroke. 2009 May 1;40(5):1849-57.
- Suh SW, Shin BS, Ma H, Van Hoecke M, Brennan AM, Yenari MA, Swanson RA. Glucose and NADPH oxidase drive neuronal superoxide formation in stroke. Annals of Neurology: Official Journal of the American Neurological Association and the Child Neurology Society. 2008 Dec;64(6):654-63.
- Qureshi AI, Ali Z, Suri MF, Shuaib A, Baker G, Todd K, Guterman LR, Hopkins LN. Extracellular glutamate and other amino acids in experimental intracerebral hemorrhage: an in vivo microdialysis study. Critical care medicine. 2003 May 1;31(5):1482-9.
- Mozaffarian D, Benjamin EJ, Go AS, Arnett DK, Blaha MJ, Cushman M, Das SR, De Ferranti S, Després JP, Fullerton HJ, Howard VJ. Estatísticas de doenças cardíacas e

AVC - atualização de 2016: um relatório da American Heart Association. circulação. 2016 Jan 26;133(4):e38-60.

- Membros do grupo de redação, Roger VL, Go AS, Lloyd-Jones DM, Benjamin EJ, Berry JD, Borden WB, Bravata DM, Dai S, Ford ES, Fox CS. Heart disease and stroke statistics-2012 update: a report from the American Heart Association. Circulation. 2012 Jan 3;125(1):e2-20.
- George MG, Tong X, Kuklina EV, Labarthe DR. Tendências nas hospitalizações por AVC e factores de risco associados entre crianças e jovens adultos, 1995-2008. Annals of neurology. 2011 Nov;70(5):713-21.
- Kapral MK, Fang J, Hill MD, Silver F, Richards J, Jaigobin C, Cheung AM. Sex differences in stroke care and outcomes: results from the Registry of the Canadian Stroke Network. Stroke. 2005 Abr 1;36(4):809-14.
- Ferro JM, Falcao I, Rodrigues G, Canhao P, Melo TP, Oliveira V, Pinto AN, Crespo M, Salgado AV. Diagnóstico de ataque isquémico transitório pelo não neurologista: um estudo de validação. Stroke. 1996 Dec;27(12):2225-9.
- Touze E, Rothwell PM. Diferenças entre os sexos na hereditariedade do AVC isquémico: uma revisão sistemática e meta-análise. Stroke. 2008 Jan 1;39(1):16-23.
- Matarin M, Brown WM, Singleton A, Hardy JA, Meschia JF. Whole genome analyses suggest ischemic stroke and heart disease share an association with polymorphisms on chromosome 9p21. Stroke. 2008 May 1;39(5):1586-9.
- O'donnell MJ, Xavier D, Liu L, Zhang H, Chin SL, Rao-Melacini P, Rangarajan S, Islam S, Pais P, McQueen MJ, Mondo C. Risk factors for ischaemic and intracerebral haemorrhagic stroke in 22 countries (the INTERSTROKE study): a case-control study. The Lancet. 2010 Jul 10;376(9735):112-23.
- Collins R, Peto R, MacMahon S, Godwin J, Qizilbash N, Hebert P, Eberlein KA, Taylor JO, Hennekens CH, Fiebach NH. Blood pressure, stroke, and coronary heart disease: part 2, short-term reductions in blood pressure: overview of randomised drug trials in their epidemiological context. The Lancet. 1990 Apr 7;335(8693):827-38.
- Staessen JA, Fagard R, Thijs L, Celis H, Arabidze GG, Birkenhäger WH, Bulpitt CJ, de Leeuw PW, Dollery CT, Fletcher AE, Forette F. Randomised double-blind comparison of placebo and active treatment for older patients with isolated systolic hypertension. The Lancet. 1997 Sep 13;350(9080):757-64.
- Banerjee C, Moon YP, Paik MC, Rundek T, Mora-McLaughlin C, Vieira JR, Sacco RL, Elkind MS. Duration of diabetes and risk of ischemic stroke: the Northern Manhattan Study. Stroke. 2012 May;43(5):1212-7.
- Lukovits TG, Mazzone T, Gorelick PB. Diabetes mellitus e doença cerebrovascular. Neuroepidemiology. 1999 Dec 2;18(1):1-4.

- Wolf PA, Abbott RD, Kannel WB. Atrial fibrillation as an independent risk fator for stroke: the Framingham Study. stroke. 1991 Aug;22(8):983-8.
- Romero JR, Morris J, Pikula A. Stroke prevention: modifying risk factors. Therapeutic advances in cardiovascular disease. 2008 Aug;2(4):287-303.
- Brambatti M, Connolly SJ, Gold MR, Morillo CA, Capucci A, Muto C, Lau CP, Van Gelder IC, Hohnloser SH, Carlson M, Fain E. Temporal relationship between subclinical atrial fibrillation and embolic events. Circulation. 2014 May 27;129(21):2094-9.
- Denti L, Cecchetti A, Annoni V, Merli MF, Ablondi F, Valenti G. O papel do perfil lipídico na determinação do risco de acidente vascular cerebral isquémico nos idosos: Um estudo de caso-controlo. Archives of gerontology and geriatrics. 2003 Jul 1;37(1):51-62.
- Hillbom M, Numminen H, Juvela S. Recent heavy drinking of alcohol and embolic stroke. Stroke. 1999 Nov;30(11):2307-12.
- Klatsky AL, Armstrong MA, Friedman GD, Sidney S. Alcohol drinking and risk of hospitalization for ischemic stroke. American Journal of Cardiology. 2001 Sep 15;88(6):703-6.
- Esse K, Fossati-Bellani M, Traylor A, Martin-Schild S. Epidemia de consumo de drogas ilícitas, mecanismos de ação/vício e o AVC como um perigo para a saúde. Brain and behavior. 2011 Sep;1(1):44-54.
- Zhou ML, Zhu L, Wang J, Hang CH, Shi JX. A inflamação no intestino após hemorragia subaracnóidea experimental. Journal of Surgical Research. 2007 Jan 1;137(1):103-8.
- Appel LJ, Brands MW, Daniels SR, Karanja N, Elmer PJ, Sacks FM. Abordagens dietéticas para prevenir e tratar a hipertensão: uma declaração científica da American Heart Association. Hypertension. 2006 Feb 1;47(2):296-308.
- Larsson SC, Orsini N, Wolk A. Dietary potassium intake and risk of stroke: a dose-response meta-analysis of prospective studies. Stroke. 2011 Oct;42(10):2746-50.
- Külkens S, Hacke W. Thrombolysis with alteplase for acute ischemic stroke: review of SITS-MOST and other Phase IV studies. Revisão especializada de neuroterapêutica. 2007 Jul 1;7(7):783-8.
- Segura T, Calleja S, Jordan J. Recomendações e estratégias de tratamento para a gestão do AVC isquémico agudo. Opinião de peritos em farmacoterapia. 2008 May 1;9(7):1071-85.
- Qureshi AI, Harris-Lane P, Kirmani JF, Janjua N, Divani AA, Mohammad YM, Suarez JI, Montgomery MO. Reteplase intra-arterial e abciximab intravenoso em doentes com acidente vascular cerebral isquémico agudo: um estudo de fase I aberto, com variação de dose. Neurosurgery. 2006 Oct 1;59(4):789-97.

- Chen J, Sun D, Liu M, Zhang S, Ren C. Terapia com desfibrinogénio no AVC isquémico agudo: 1332 casos consecutivos. Relatórios Científicos. 2018 Jun 22;8(1):9489.
- Hao Z, Liu M, Counsell C, Wardlaw JM, Lin S, Zhao X. Agentes depletores de fibrinogénio para o AVC isquémico agudo. Base de dados Cochrane de revisões sistemáticas. 2012(3).
- Levy DE, Trammel J, Wasiewski WW, Equipa de Estudo do Programa Ancrod Stroke (ASP). Ancrod for acute ischemic stroke: a new dosing regimen derived from analysis of prior ancrod stroke studies. Journal of Stroke and Cerebrovascular Diseases. 2009 Jan 1;18(1):23-7.
- Carlberg BO, Asplund K, Hägg E. Factores que influenciam os níveis de pressão arterial na admissão em doentes com AVC agudo. Stroke. 1991 Apr;22(4):527-30.
- Owens WB. Controlo da pressão arterial na doença cerebrovascular aguda. O Jornal de Hipertensão Clínica. 2011 Mar;13(3):205-11.
- Schrader J, Lüders S, Kulschewski A, Berger J, Zidek W, Treib J, Einhäupl K, Diener HC, Dominiak P. The ACCESS study: evaluation of acute candesartan cilexetil therapy in stroke survivors. Stroke. 2003 Jul 1;34(7):1699-703.
- Robinson TG, Potter JF, Ford GA, Bulpitt CJ, Chernova J, Jagger C, James MA, Knight J, Markus HS, Mistri AK, Poulter NR. Effects of antihypertensive treatment after acute stroke in the Continue or Stop Post-Stroke Antihypertensives Collaborative Study (COSSACS): a prospective, randomised, open, blinded-endpoint trial. The Lancet Neurology. 2010 Aug 1;9(8):767-75.
- Hackam DG, Spence JD. Antiplatelet therapy in ischemic stroke and transient ischemic attack: An overview of major trials and meta-analyses. Stroke. 2019 Mar;50(3):773-8.
- Stringberg A, Camden R, Qualls K, Naqvi SH. Atualização da terapia antiplaquetária dupla para prevenção secundária de AVC. Medicina do Missouri. 2019 Jul;116(4):303.
- Borlongan CV, Koutouzis TK, Jorden JR, Martinez R, Rodriguez AI, Poulos SG, Freeman TB, McKeown P, Cahill DW, Nishino H, Sanberg PR. Neural transplantation as an experimental treatment modality for cerebral ischemia. Neuroscience & Biobehavioral Reviews. 1997 Jan 1;21(1):79-90.
- Park YJ, Niizuma K, Mokin M, Dezawa M, Borlongan CV. Terapia baseada em células para o AVC: meditação com células musa. Derrame. 2020 Sep;51(9):2854-62.
- Aizman I, Vinodkumar D, McGrogan M, Bates D. Cell injury-induced release of fibroblast growth fator 2: relevance to intracerebral mesenchymal stromal cell transplantations. Stem Cells and Development. 2015 Jul 15;24(12):1623-34.
- Yoo SW, Kim SS, Lee SY, Lee HS, Kim HS, Lee YD, Suh-Kim H. As células estaminais mesenquimais promovem a proliferação de células estaminais neurais endógenas e a sobrevivência de células recém-nascidas num modelo de acidente

vascular cerebral em ratos. Experimental & molecular medicine. 2008 Aug;40(4):387-97.

- Chopp M, Li Y, Zhang ZG. Mechanisms underlying improved recovery of neurological function after stroke in the rodent after treatment with neurorestorative cell-based therapies. Stroke. 2009 Mar 1;40(3_suppl_1):S143-5.
- Cramer SC, Abila B, Scott NE, Simeoni M, Enney LA. Segurança, farmacocinética e farmacodinâmica de doses repetidas crescentes de GSK249320 em pacientes com AVC. Stroke. 2013 May;44(5):1337-42.
- Emerick AJ, Neafsey EJ, Schwab ME, Kartje GL. Reorganização funcional do córtex motor em ratos adultos após lesão cortical e tratamento com o anticorpo monoclonal IN-1. Journal of Neuroscience. 2003 Jun 15;23(12):4826-30.
- Patel AT, Duncan PW, Lai SM, Studenski S. The relation between impairments and functional outcomes poststroke. Arquivos de medicina física e reabilitação. 2000 Oct 1;81(10):1357-63.
- Dobkin BH. Strategies for stroke rehabilitation. The Lancet Neurology. 2004 Sep 1;3(9):528-36.
- Iacoboni M, Woods RP, Brass M, Bekkering H, Mazziotta JC, Rizzolatti G. Cortical mechanisms of human imitation. science. 1999 Dec 24;286(5449):2526-8.
- Akbik F, Hirsch JA, Chandra RV, Frei D, Patel AB, Rabinov JD, Rost N, Schwamm LH, Leslie-Mazwi TM. Telestroke - a promessa e o desafio. Parte um: crescimento e prática atual. Jornal de cirurgia neurointervencionista. 2017 Abr 1;9(4):357-60.
- Bowry R, Parker S, Rajan SS, Yamal JM, Wu TC, Richardson L, Noser E, Persse D, Jackson K, Grotta JC. Benefits of stroke treatment using a mobile stroke unit compared with standard management: the BEST-MSU study run-in phase. Stroke. 2015 Dec;46(12):3370-4.
- Eng JJ, Bird ML, Godecke E, Hoffmann TC, Laurin C, Olaoye OA, Solomon J, Teasell R, Watkins CL, Walker MF. Moving stroke rehabilitation research evidence into clinical practice: Consensus-based core recommendations from the Stroke Recovery and Rehabilitation Roundtable. Neurorehabilitation and Neural Repair. 2019 Nov;33(11):935-42.
- Kalladka D, Sinden J, Pollock K, Haig C, McLean J, Smith W, McConnachie A, Santosh C, Bath PM, Dunn L, Muir KW. Human neural stem cells in patients with chronic ischaemic stroke (PISCES): a phase 1, first-in-man study. The Lancet. 2016 Aug 20;388(10046):787-96.
- Qiu CW, Liu ZY, Hou K, Liu SY, Hu YX, Zhang L, Zhang FL, Lv KY, Kang Q, Hu WY, Ma N. O knockout de Wip1 inibe a neurogénese ao afetar a via de sinalização Wnt/β-catenina na isquemia cerebral focal em ratinhos. Neurologia Experimental. 2018 Nov 1;309:44-53.

- Huang X, Sun J, Zhao T, Wu KW, Watanabe K, Xiao ZC, Zhu LL, Fan M. Loss of NB-3 aggravates cerebral ischemia by impairing neuron survival and neurite growth. Stroke. 2011 Oct;42(10):2910-6.
- Zhang P, Liu X, Zhu Y, Chen S, Zhou D, Wang Y. O honokiol inibe a reação inflamatória durante a reperfusão de isquémia cerebral, suprimindo a ativação do NF-κB e a produção de citocinas pelas células gliais. Neuroscience letters. 2013 Feb 8;534:123-7.
- Qiu CW, Liu ZY, Zhang FL, Zhang L, Li F, Liu SY, He JY, Xiao ZC. O tratamento pós-AVC com gastrodina melhora a lesão isquémica e aumenta a neurogénese e restaura a sinalização Wnt/β-Catenina na isquemia cerebral focal em ratinhos. Investigação sobre o cérebro. 2019 Jun 1;1712:7-15.
- Rudd AG, Bladin C, Carli P, De Silva DA, Field TS, Jauch EC, Kudenchuk P, Kurz MW, Lærdal T, Ong ME, Panagos P. Utstein recommendation for emergency stroke care. Revista internacional de acidente vascular cerebral. 2020 Jul;15(5):555-64.
- Chollet F, Cramer SC, Stinear C, Kappelle LJ, Baron JC, Weiller C, Azouvi P, Hommel M, Sabatini U, Moulin T, Tardy J. Pharmacological therapies in post stroke recovery: recommendations for future clinical trials. Journal of neurology. 2014 Aug;261:1461-8.
- Sulena S, Kumawat BL, Sharma AK. Awareness of stroke among stroke patients in a tertiary-care level hospital in northwest India (Sensibilização para o AVC entre os doentes com AVC num hospital de nível terciário no noroeste da Índia). Int J Med Sci Saúde Pública. 2016 Jan 1;5(1):1.
- Srivastava MP, Bhatia R, Vishnu VY, Goyal M. Fluxo de trabalho essencial e medidas de desempenho para otimizar o tratamento do AVC isquémico agudo na Índia. Stroke. 2020 Jul;51(7):1969-77.
- Dandona L, Dandona R, Kumar GA, Shukla DK, Paul VK, Balakrishnan K, Prabhakaran D, Tandon N, Salvi S, Dash AP, Nandakumar A. Nations within a nation: variations in epidemiological transition across the states of India, 1990-2016 in the Global Burden of Disease Study. The Lancet. 2017 Dec 2;390(10111):2437-60.
- Venugopalan VY, Bhatia R, Pandian J, Khurana D, Kaul S, Sylaja PN, Arora D, Khatter H, Padma MV, Singhal AB. Regional differences in ischemic stroke in India (north vs. south). Jornal Internacional do Acidente Vascular Cerebral. 2019 Oct;14(7):706-14.
- Sridharan SE, Unnikrishnan JP, Sukumaran S, Sylaja PN, Nayak SD, Sarma PS, Radhakrishnan K. Incidência, tipos, factores de risco e resultados do AVC num país em desenvolvimento: o Trivandrum Stroke Registry. Stroke. 2009 Apr 1;40(4):1212-8.
- Chokshi M, Patil B, Khanna R, Neogi SB, Sharma J, Paul VK, Zodpey S. Health systems in India (Sistemas de saúde na Índia). Journal of Perinatology. 2016 Dec;36(3):S9-12.

- Pandian JD, William AG, Kate MP, Norrving B, Mensah GA, Davis S, Roth GA, Thrift AG, Kengne AP, Kissela BM, Yu C. Strategies to improve stroke care services in low- and middle-income countries: a systematic review. Neuroepidemiology. 2017 Oct 10;49(1-2):45-61.
- Das S, Hazra A, Ray BK, Ghosal M, Chaudhury A, Banerjee TK, Das SK. Knowledge, attitude, and practice in relation to stroke: A community-based study from Kolkata, West Bengal, India. Anais da Academia Indiana de Neurologia. 2016 Apr 1;19(2):221-7.
- Srivastava MP, Bhatia R, Vishnu VY, Goyal M. Fluxo de trabalho essencial e medidas de desempenho para otimizar o tratamento do AVC isquémico agudo na Índia. Stroke. 2020 Jul;51(7):1969-77.
- Horton R. Offline: A nova política de saúde na Índia. The Lancet. 2018 Sep 15;392(10151):902.
- Acessibilidade A. Acessibilidade económica: Uma Perspetiva Nacional Pradhan Mantri Bhartiya Janaushadhi Pariyojana 2015. Bureau of Pharma PSUs of India (BPPI), Governo da Índia. http://janaushadhi. gov. in/pmjy. aspx. Acedido em novembro. 2019;27.
- Thawani V, Mani A, Upmanyu N. Why the Jan Aushadhi scheme has lost its steam in India? Journal of Pharmacology and Pharmacotherapeutics. 2017 Sep;8(3):134-6.
- Dubey D, Amritphale A, Sawhney A, Amritphale N, Dubey P, Pandey A. Smart phone applications as a source of information on stroke. Journal of stroke. 2014 May;16(2):86.
- Hui C, Tadi P, Suheb MZ, Patti L. Acidente vascular cerebral isquémico. InStatPearls [Internet] 2024 Apr 20. StatPearls Publishing.
- Seshadri S, Beiser A, Kelly-Hayes M, Kase CS, Au R, Kannel WB, Wolf PA. The lifetime risk of stroke: estimates from the Framingham Study. Stroke. 2006 Feb 1;37(2):345-50.
- Carandang R, Seshadri S, Beiser A, Kelly-Hayes M, Kase CS, Kannel WB, Wolf PA. Trends in incidence, lifetime risk, severity, and 30-day mortality of stroke over the past 50 years. Jama. 2006 Dec 27;296(24):2939-46.
- Gowda V.K.,Nagarajan B.Acidente vascular cerebral em crianças. Jornal Indiano de Pediatria Prática. abril de 2020;22(1) : 9
- Tripathi M, Vibha D. Stroke in young in India (AVC em jovens na Índia). Investigação e tratamento do AVC. 2011;2011(1):368629.
- Murray CJ, Lopez AD. Projecções alternativas de mortalidade e incapacidade por causas 1990-2020: Global Burden of Disease Study. The lancet. 1997 May 24;349(9064):1498-504.

- Feigin VL. Acidente vascular cerebral nos países em desenvolvimento: será possível travar a epidemia e melhorar os resultados? The Lancet Neurology. 2007 Feb 1;6(2):94-7.
- Das SK, Banerjee TK, Biswas A, Roy T, Raut DK, Mukherjee CS, Chaudhuri A, Hazra A, Roy J. A prospective community-based study of stroke in Kolkata, India. Stroke. 2007 Mar 1.
- Razdan S, Koul RL, Motta A, Kaul S. Cerebrovascular disease in rural Kashmir, India. Stroke. 1989 Dec;20(12):1691-3.
- Bonita R, Mendis S, Truelsen T, Bogousslavsky J, Toole J, Yatsu F. The global stroke initiative. The Lancet Neurology. 2004 Jul 1;3(7):391-3.
- Poungvarin N. Stroke in the developing world (Acidente vascular cerebral no mundo em desenvolvimento). The Lancet. 1998 Oct 1;352:S19-22.
- Pandian JD, Jaison A, Deepak SS, Kalra G, Shamsher S, Lincoln DJ, Abraham G. Sensibilização do público para os sintomas de alerta, factores de risco e tratamento do AVC no noroeste da Índia. Stroke. 2005 Mar 1;36(3):644-8.
- Lipska K, Sylaja PN, Sarma PS, Thankappan KR, Kutty VR, Vasan RS, Radhakrishnan K. Risk factors for acute ischaemic stroke in young adults in South India (Factores de risco para acidente vascular cerebral isquémico agudo em jovens adultos no Sul da Índia). Journal of Neurology, Neurosurgery & Psychiatry. 2007 Sep 1;78(9):959-63.
- Feigin VL, Lawes CM, Bennett DA, Anderson CS. Stroke epidemiology: a review of population-based studies of incidence, prevalence, and case-fatality in the late 20th century. The lancet neurology. 2003 Jan 1;2(1):43-53.
- Sridharan SE, Unnikrishnan JP, Sukumaran S, et al. Incidência, tipos, factores de risco e resultados do AVC num país em desenvolvimento - o registo de AVC de Trivandrum. Stroke. 2009;40(4):1212-1218
- Abraham J, Rao PS, Inbaraj SG, Shetty G, Jose CJ. An epidemiological study of hemiplegia due to stroke in South India (Um estudo epidemiológico de hemiplegia devido a acidente vascular cerebral no sul da Índia). Stroke. 1970 Nov;1(6):477-81.
- Bansal BC, Dhamija RK, MIttal S. An epidemiological study of cerebrovascular disease in Urban and rural areas of Rohtak. InProceedings of International Symposium on Neuroepidemiology 1991.
- GourieDevi M, Rao V, Prakashi R. Stroke prevalence in rural population of Karnataka Gowribidanaur study. InProceedings of the Neuroepidemiology Conference 1991.
- Razdan S, Koul RL, Motta A, Kaul S. Cerebrovascular disease in rural Kashmir, India. Stroke. 1989 Dec;20(12):1691-3.

- Dalal PM, Malik S, Bhattacharjee M, Trivedi ND, Vairale J, Bhat P, Deshmukh S, Khandelwal K, Mathur VD. Population-based stroke survey in Mumbai, India: incidence and 28-day case fatality. Neuroepidemiology. 2008 Oct 20;31(4):254-61.
- Nagaraja D, Gururaj G, Girish N, Panda S, Roy AK, Sarma GR, Srinivasa R. Feasibility study of stroke surveillance: data from Bangalore, India. Indian Journal of Medical Research. 2009 Oct 1;130(4):396-403.
- Kaul S, Bandaru VC, Suvarna A, Boddu DB. Stroke burden and risk factors in developing countries with special reference to India (Carga do AVC e factores de risco nos países em desenvolvimento, com especial referência à Índia). Journal of the Indian Medical Association. 2009 Jun 1;107(6):358-67.

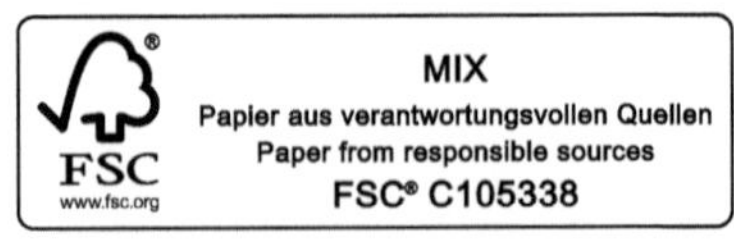

Printed by Books on Demand GmbH, Norderstedt / Germany